대한의사협회 제정 최신의학용어 넷째판 기준
대한해부학회 제정 해부학용어 다섯째판 기준

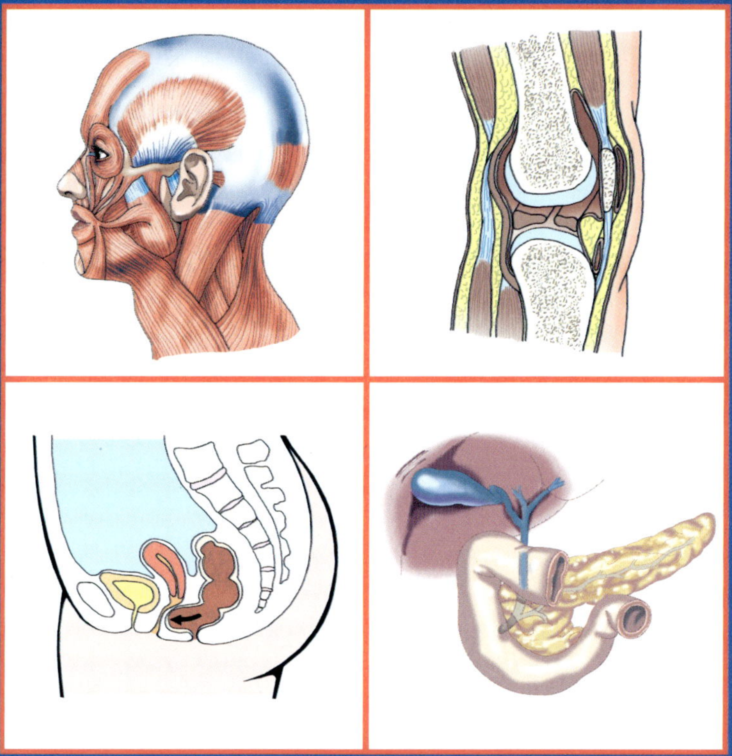

새 의학용어

The Language of Medicine

김근조 · 나수경 · 송애랑 · 장철수 · 한만덕

CHUNG KU Publishing

머 리 말

과학의 발전과 더불어 이루어진 의료의 발달은 사람들의 의식수준과 삶의 질을 향상시키는데 크게 이바지 하였으며 그 정도는 더욱 가속화 되어가고 있다. 특히 보건의료의 발달과 초고속 정보통신으로 인한 의료정보의 교환이 원활하게 이루어지고 있는 가운데 사람들의 의료요구도 복잡하고 다양하게 대두되고 있다.

또한 의료의 개방화로 인한 외국 의료기관과의 경쟁이 불가피하게 되었으며 이러한 차원에서 의료기관에서는 환자들에 대한 의료서비스를 최우선 과제로 삼고 있으며 이를 원활하게 수행하기 위해서는 모든 의료인들의 끊임없는 노력과 수고가 필요하게 되었다. 아울러 이런 과제를 수행하기 위해서는 팀(Team)의료가 이루어져야 하며, 이러한 팀 의료가 원활하게 이루어지기 위해서는 의료인 상호간 의사전달 수단이 되는 의학용어의 숙지가 필수적으로 요구되는 것이다.

본서는 모든 의료 분야에서 신용어가 사용하게 되는 시점에 즈음하여 대한의사협회 제정 최신 의학용어(4판)을 기준으로 집필되었으며 의학용어를 분석하는데 중점을 두어 의 · 치학 · 간호 · 보건계열 학생들이 의학용어를 쉽게 이해할 수 있도록 하는데 중점을 두었다.

본서에서 정리 분석하고 강조하고 요약하는 내용은 다음과 같다.

· 의학용어를 구성하는 어근, 연결모음, 접두사, 접미사, 복합어에 대한 예를 들어 그의 개념을 확실하게 이해하도록 하였다.
· 의학용어의 대부분은 연결형과 접두사 및 접미사가 결합하여 이루어진 복합어로 구성되어 있으므로 용어의 분석에 중점을 두어 쉽게 이해할 수 있도록 하였다.
· 용어의 어근 및 연결형을 기준으로 사용되는 증상, 질병, 치료 및 검사 용어의 다양한 예를 들어 분석을 할 수 있도록 하므로서 반복학습의 효과로 인한 학습능률을 높일 수 있도록 하였다.
· 기본적인 의학용어 이외에도 병원의 임상각과에서 사용되는 기본용어를 요약하여 관련분야의 학생들이 공부하는데 도움을 주고자 하였다.
· 각 장마다 학습목표를 설정하여 학생 스스로 공부할 수 있도록 방향 제시를 하였다.

의학용어는 영어가 아닌 하나의 전문 언어영역으로 새로운 용어를 처음 배운다는 자세로 시작하여야 하며 꾸준한 노력으로 반복학습을 계속한다면 의학용어는 여러분의 언어가 될 것이다.

끝으로 본 책자의 출간을 맡아 애써주신 청구문화사 관계자 여러분과 도움을 주신 모든 분들께 깊이 감사를 드립니다.

2018년 8월
저자 일동

목 차

CONTENTS

Part. 1

Medical Terminology Components

의학용어의 구성

의학용어의 구성은 어근(Word root), 연결모음(Connective vowel), 연결형(Combining form), 접두사(Prefix), 접미사(Suffix), 그리고 복합어(Compound word)로 구성되어 있으며, 거의 모두가 그리스어(Greek)와 라틴어(Latin)에 어원을 두고 있다. 의학용어의 대부분은 단일어 보다는 2개 이상으로 이루어진 복합어로 구성되어 있다.

학습목표

- 의학용어의 기본구조
- 어근 형태와 용어 예 및 분석
- 접두사 형태와 용어 예 및 분석
- 접미사 형태와 용어 예 및 분석
- 의학용어의 단수형과 복수형의 형태 및 기본법칙

의학용어 어원

라틴(Latin)어는 인도 유럽 어족의 하나로 고대로마에서 사용하던 언어이며, 지금은 사어(死語)가 되었으나, 현대 서구의 주요언어의 모태가 되는 말이면서 스페인어, 이탈리어, 프랑스어 등의 근원이 되는 고전어이다.

참 고

라틴어 알파벳

A a → (a)	B b → (be)	C c → (ce)	D d → (de)	E e →(e)	F f →(ef)
G g → (ge)	H h → (ha)	I i → (i)	K k → (ka)	L l →(el)	M m →(em)
N n → (en)	O o → (o)	P p → (pe)	Q q → (qu)	R r →(er)	S s →(es)
T t → (te)	V v → (u)	X x → (ix)	Y y → (hy)	Z z →(zeta)	

그리스(Greece)어는 그리스와 터키, 알바니아 등지에 사는 그리스 사람들이 쓰는 언어이다.

참 고

그리스어 알파벳

Α α - 알파 Alpha	Β β - 베타 Beta	Γ γ - 감마 Gamma	Δ δ - 델타 Delta
Ε ε - 엡실론 Epsilon	Ζ ζ - 제타 Zeta	Η η - 에타 Eta	Θ θ - 테타 Theta
Ι ι - 이오타 Iota	Κ κ - 카파 Kappa	Λ λ - 람다 Lambda	Μ μ - 뮤, 무 Mu
Ν ν - 뉴, 누 Nu	Ξ ξ - 크사이, 크시 Xi	Π π - 파이, 피 Pi	Ρ ρ - 로 Rho
Σ σ - 시그마 Sigma	Τ τ - 타우 Tau	Φ φ - 파이, 피 Phi	Χ χ - 카이, 키 Chi
Υ υ - 웁실론 Upsilon	Ω ω - 오메가 Omega	Ψ ψ - 프사이, 프시 Psi	
Ο ο - 오미크론 Omicron			

로마(Roma)어는 유럽에서 사용되는 언어 중에서 유일하게 데바나가리 문자를 사용하는 언어로서, 정확하게 로마어라는 말은 없다. 굳이 있다면 이탈리아어 중에서 로마부근에서 쓰이는 방언을 일컫는다고 할 수 있다. 즉 로마어라는 말은 적합하지 않고 라틴어 또는 라전어라고 하는 것이 타당하다.

1. 어 근(Word Root)

Word root		Connective vowel	Combining form	Meaning
cardi	+	o	cardi/o	심장
gastr	+	o	gastr/o	위

KEY POINT

어근(word root)은 의학용어의 가장 기본이 되는 용어로 다른 어근 및 접미사와 결합하기 위하여 연결모음(connective vowel) "o"와 붙여서 사용하게 된다. 어근 cardi/(심장)와 gastr/(위)는 각각 cardi/o와 gastr/o와 같이 연결형(combining form)으로 변환되어 사용된다.

2. 접두사(Prefix)

Prefix		Combining form		Suffix	Medical term	Meaning
dys-	+	hepat/o	+	-ia	dys/hepat/ia	간기능이상
나쁜, 어려운		간		병적상태		
ab-	+	norm/o	+	-al	ab/norm/al	비정상-, (이상-)
이탈, 벗어남		정상		~에 관한		

KEY POINT

어근 또는 연결형 용어 앞에 여러 가지의 의미를 가진 접두사가 결합되어 새로운 의미의 용어가 만들어지게 된다. 연결형 hepat/o(간)에 접두사 dys- (나쁜)와 접미사 -ia(병적상태)가 결합되어 dyshepatia(간기능이상) 이라는 의미의 의학용어(medical terminology)가 탄생하게 되는 것이다.

이때 hepat/o와 norm/o의 연결형 다음에 접미사 -ia 또는 -al과 같이 모음으로 시작되는 경우 연결모음 "o"가 생략하게 된다.

3. 접미사(Suffix)

Combining form		Suffix	Medical term	Meaning
gastr/o 위	+	**- spasm** 연축	**gastr/o/spasm**	위연축(위경련)
gastr/o 위	+	**- itis** 염(증)	**gastr/itis**	위염

KEY POINT

접미사는 용어의 연결형 뒤에 결합하여 사용되는 것으로 연결형 gastr/o(위)에 -spasm(연축)과 같은 의미를 가진 접미사가 결합되어, 위에서 경련이 발생되어 통증을 유발하는 gastrospasm(위연축)이라는 의미를 가진 의학용어가 만들어진다. gastrospasm의 경우 gastr/o 다음에 접미사 -spasm이 자음으로 시작되므로 연결모음 "o"가 그대로 존재하지만, gastritis 경우는 접미사 -itis가 모음으로 시작되므로 연결모음 "o"가 생략된다.

이와 같이 연결형 다음에 모음(a, e, i, o, u)으로 시작되는 접미사가 오게 되면 대부분의 연결모음 "o"는 생략하게 된다.

CHAPTER 1-1

어근(Word Root)

어근은 의학용어를 구성하는데 있어 가장 중심이 되는 언어로 이 어근의 연결형에 접두사 또는 접미사가 주어지게 되면 부가적인 의미의 의학용어가 탄생하게 된다. 이때 연결모음과 또 다른 어근이 결합하게 되면 복합어(compound word)가 만들어지게 된다.

어근에 연결모음이 결합하여 이루어진 연결형 형태의 용어와 연결형과 연결형이 결합하여 이루어지는 복합형 형태의 용어가 있다.

학습목표

- 의학용어의 기본적 구조인 어근을 이해한다.
- 어근과 연결모음의 관계를 이해한다.
- 어근의 유형에 대하여 학습한다.

1. 연결형(Combining Form)

Word root	Connective vowel	Combining form	Meaning
arteri/	o	**arteri/o**	동맥
arthr/	o	**arthr/o**	관절
carcin/	o	**carcin/o**	암
cyt/	o	**cyt/o**	세포
derm/	o	**derm/o**	피부
fibr/	o	**fibr/o**	섬유
hem/	o	**hem/o**	혈액
hydr/	o	**hydr/o**	물
lip/	o	**lip/o**	지방
lith/	o	**lith/o**	돌
my/	o	**my/o**	근육
nephr/	o	**nephr/o**	콩팥
or/	o	**or/o**	입
pancreat/	o	**pancreat/o**	이자
phon/	o	**phon/o**	음성
psych/	o	**psych/o**	정신
py/	o	**py/o**	고름
son/	o	**son/o**	소리
tox/	o	**tox/o**	독
ur/	o	**ur/o**	소변
ven/	o	**ven/o**	정맥

KEY POINT

어근에 연결모음 "o"가 결합하여 연결형 용어(combining word)의 형태로 표시되며 어근과 연결모음 사이에 "/"로 구분하여 용어분석에 도움을 주게 된다. 연결형 용어는 arthr/o(관절), my/o(근육) 등과 같이 인체 각 부분의 명칭을 나타내는 용어와 hem/o(혈액), psych/o(정신)와 같은 명사형 형태로 구성되어 있다.

2. 복합형(Compound Form)

Combining form	Combining form	Compound form	Meaning
gastr/o	enter/o	gastr/o/enter/o	위장
nas/o	pharyng/o	nas/o/pharyng/o	코인두
oste/o	arthr/o	oste/o/arthr/o	뼈관절
psych/o	neur/o	psych/o/neur/o	정신신경

KEY POINT

복합형(compound form) 형태의 용어는 nas/o/pharyng/o(코인두)와 같은 인체 각 부분 및 psych/o/neur/o(정신신경)와 같은 명사형 형태의 연결형 용어 등이 결합하여 구성되어 있다.

CHAPTER 1-2

접두사(Prefix)

접두사는 어근, 또는 복합어의 앞에 위치하여 어떤 부가적인 의미를 부여하여 주는 역할을 하며, 접두사 자체로는 독립적으로 쓰여질 수 없는 특징을 가지고 있다. 접두사가 사용되는 의미에 따라 위치, 방향, 시간과 속도, 부정과 반대 및 동일, 색, 수와 수량, 그 외 사용되는 접두사 등으로 나누어 분류하였다.

학습목표

- 의학용어에 쓰이는 기본적인 접두사와 개념을 학습한다.
- 접두사의 의미에 따른 분류와 그의 뜻을 숙지한다.
- 접두사와 결합하여 사용되는 복합어를 분석하여 그의 의미를 이해하도록 한다.

1. 위치를 나타내는 접두사

Prefix	Meaning	Term analysis	Term meaning
en-		en/cephal/itis 머리 염(증)	뇌염
endo-	in, within 안, 내부	endo/scope 관찰기구	내시경
intra-		intra/ven/ous 정맥 ~에 관한	정맥내-
ecto-		ecto/derm 피부	외배엽
exo-	outside 바깥, 외부	exo/crine 분비	외분비
extra-		extra/hepat/ic 간 ~에 관한	간밖-
epi-	above, upon 위, 상부	epi/derm/is 피부 명사형어미	표피
supra-		supra/clavicul/ar 빗장뼈 ~에 관한	빗장뼈위-
infra-		infra/pub/ic 두덩뼈	두덩뼈(치골)아래-
sub-	under, below 아래, 하부	sub/lingu/al 혀 ~에 관한	혀밑-
hypo-		hypo/pharynx 인두	아래인두
inter-	between 사이	inter/cost/al 갈비뼈	갈비사이-(늑간-)
meso-	middle 중간	meso/carp/al 손목뼈	손목뼈중간-
circum-	around 주변, 주위	circum/an/al 항문	항문주위-
peri-		peri/or/al 입	입주위-

para-	near, beside 가까이, 곁에	para/thyroid 갑상샘	부갑상샘

KEY POINT

위치를 표현하는 접두사는 인체의 각 위치를 나타내는데 사용되는 용어를 말하며, 용어의 형태는 다양하게 사용된다. endo-, hypo- 등과 같이 접두사 뒤에 존재하는 "o"는 연결모음이 아님을 인지하기 바란다.

2. 방향을 나타내는 접두사

Prefix	Meaning	Term analysis	Term meaning
antero-	in front of ~앞쪽으로	anter/ior ~에 관한	앞-
postero-	in back of ~뒤쪽으로	postero/anter/ior 앞	뒤앞-
dextro-	right 오른쪽	dextro/card/ia 심장 상태	오른심장증(우심증)
sinistro-	left 왼쪽	sinistro/manu/al 손 ~에 관한	왼손잡이-
proximo-	proximal 가까운	proxim/al	몸쪽-
disto-	distal 먼	dist/al	먼쪽-
medio-	to middle of ~중앙쪽으로	medi/al	안쪽-
latero-	to the side ~측면으로	later/al	가쪽-(외측-)
ec-	out, out from ~바깥쪽으로, 벗어나다	ec/top/ic 장소 ~에 관한	딴곳-
ex-		ex/cision 자름	절제(술)

Prefix	Meaning	Term analysis	Term meaning
ad-	toward ~향하여	ad/duct/ion 길 상태	모음
ab-	away from ~에서 이탈된	ab/duct/ion 길	벌림
de-	down, from 아래로, 분리, 제거	de/hydration 수분공급	탈수(증)
re-	behind, again 뒤로, 다시	re/action 작용	반응
retro-	backward, behind 역행으로, 뒤로	retro/flexion 굴곡	뒤굽이(후굴)

KEY POINT

방향을 나타내는 접두사는 인체를 기준으로 방향을 나타낼 때 사용되는 용어를 말한다. 접두사 중 antero- 또는 latero-와 같은 접두사 뒤에 -ior, -al(~에 관한) 등과 같이 모음으로 시작되는 접미사가 오게 되면 anterior(앞-), lateral(가쪽-)의 경우와 같이 "o"를 생략하게 된다. 하지만 dextrocardia(오른심장), retroflexion(뒤굽이) 등에서 cardia, flexion 등과 같이 접두사 뒤에 자음으로 시작되는 용어가 연결되면 접두사 뒤의 "o"는 생략되지 않는다. 하지만 posteroanterior(뒤앞-)과 같이 postero- 다음에 모음으로 시작하는 접두사 anterior가 결합하지만 "o"가 생략되지 않는 경우도 있다는 것을 기억하기 바란다.

3. 시간과 속도를 나타내는 접두사

Prefix	Meaning	Term analysis	Term meaning
ante-	before, in front ~앞, 전 (시간)	ante/nat/al 출산 ~에 관한	출산전-
pre-	before, in front ~앞, 전 (시간)	pre/operation 수술	수술전
pro-	before, in front ~앞, 전 (시간)	pro/gn/osis 지식 상태	예후
post-	after, behind ~뒤, 후 (시간)	post/mortem 죽음	사후

Prefix	Meaning	Term analysis	Term meaning
acu- tachy-	sharp, rapid 예리한, 빠른	acu/te 형용사적 의미 tachy/card/ia 심장 상태	급성- 빠른맥(빈맥)
chrono- brady-	slow 느린	chron/ic ~에 관한 brady/rhythm/ia 리듬	만성- 느린맥(서맥)
nycho-	night, dark 밤, 어두운	nyct/ur/ia 소변	야간빈뇨(증)
tacho-	speed 속도	tacho/meter 계측기	박동수계측기

KEY POINT

ante-, pre-, post- 같은 접두사는 방향을 나타낼 때 일부 사용되기도 하지만 어떤 일정시점에서 시간의 전과 후를 나타내는 의미로 사용하게 된다. 느린 이라는 의미를 가지고 있는 접두사 chrono-에 병적상태라는 의미를 가지고 있는 접미사 -ic와 결합하여 이루어진 chronic은 만성- 이라는 의미를 가지고 있으며 접두사와 접미사가 결합하여 만들어진 의학용어이다.

4. 부정 및 반대와 동일을 나타내는 접두사

Prefix	Meaning	Term analysis	Term meaning
a- an--	without ~이 없는	a/pnea 호흡 an/em/ia 혈액 상태	무호흡 빈혈

접두사	의미	예	용어
in-	not ~이 아닌	in/somn/ia 수면	불면증
im-		im/potence 잠재력	발기불능
ir-		ir/regul/ar 규칙 ~에 관한	비정규성-
non-		non/specific 특이-	비특이-
ant-	against, oppsite ~에 반대하는, ~에 대항하는	ant/acid 산	제산제
anti-		anti/body 몸체	항체
contra-		contra/stimulant 흥분제	진정제
counter-		counter/poison 독	해독성독소
homo-	same 같은, 동일한	homo/sex/ual 성 ~에 관한	동성애-
iso-		iso/graft 이식	동인자간이식(동계이식)
hetero-	different 다른, 상이한	heter/ops/ia 시각	두눈부동시(사시)

KEY POINT

부정을 의미하는 접두사 중에서 a-와 an-은 존재하지 않는다는 의미가 강하게 나타나고 in-, im-, ir- 같은 접두사는 어떤 상태가 아님을 강조하는 의미로 많이 사용되고 있다.

5. 수와 수량 및 크기에 관한 접두사

Prefix	Meaning	Term analysis	Term meaning
nulli-	none 0	**nulli/para** 출산, 분만	미분만부
mono-	one 1	**mono/cyte** 세포	단핵세포
uni-	one 1	**uni/ovul/ar** 난자 ~에 관한	일란성-
bi-	two 2	**bi/later/al** 측면 ~에 관한	양쪽-
tri-	three 3	**tri/cusp/id** 첨부 구조	삼첨판
quadri-	four 4	**quadri/pleg/ia** 마비 상태	사지마비
tetra-	four 4	**tetra/dactyl/y** 손 상태	네가락증
penta-	five 5	**penta/chrom/ic** 색 ~에 관한	5색-
hexa-	six 6	**hexa/dactyl/ism** 손 상태	여섯가락증
hepta-	seven 7	**hepta/valance** 원자가	7원자가
octa-	eight 8	**octa/valance** 원자가	8원자가
nonus-	nine 9	**nonus**	혀밑신경
deca-	ten 10	**deca/liter** 리터	10리터
hecto-	one hundred 100	**hecto/meter** 미터	100미터
kilo-	one thousand 1000	**kilo/gram** 그램	1000그램

접두사	의미	예	뜻
milli-	one-thousandth 1/1000	milli/gram 그램	1/1000그램
primi-	first 첫 번째	primi/gravida 임신부	초임부
di	double, twofold 두배, 이중	di/pleg/ia 마비 상태	양측마비
dipl-		dipl/op/ia 시각, 시력	겹보임(복시)
diplo-		diplo/cephal/y 머리 상태	두머리증
hemi-	one half 절반, 반쪽	hemi/pleg/ia 마비	반마비(편마비)
semi-		semi/coma 혼수	반혼수
oligo-	little, few 적은	olig/ur/ia 소변	소변감소증
multi-	many, much 많은	multi/cell 세포	다세포
poly-		poly/phag/ia 먹다 상태	다식증
micro-	small 작은	micro/surgery 수술	미세수술
macro-	large 큰	macro/cephal/y 머리 상태	대두개(대두증)
hyper-	above normal, excessive 정상이상, 과잉	hyper/tension 압력	고혈압
hypo-	under normal 정상이하	hyp/ox/ia 산소	저산소증

KEY POINT

수를 나타내는 접두사 중에서 tricuspid(삼천판)에서 tri-는 숫자 3을 의미하며, nonus(혀밑신경)에 숫자 9를 의미하는 nonus-를 사용하는 이유는 12쌍의 뇌 신경 중에서 9번째 신경이 혀 밑을 관할하는 신경이기 때문이다. multi-와 poly-는 수량의 많음을 의미하는 것이고, hyper-는 정상보다 과잉된 상태를 의미하는 접두사이다. hypo-는 정상이하라는 의미의 접두사로 hypoxia(저산소증)에서 ox/o(산소)라는 용어가 모음으로 시작되어 hypo-의 "o"가 생략하게 된다. 이와 같이 접두사 뒤에 모음으로 시작되는 용어가 오게 되면 대부분 접두사 뒤의 "o"가 생략되지만 hypouresis(소변감소증)와 같은 경우에서는 접두사 hypo- 뒤에 uresis라는 용어가 모음으로 시작되어도 hypo-의 "o"가 생략되지 않는다.

6. 색을 나타내는 접두사

Prefix	Meaning	Term analysis	Term meaning
chromo-	color 색	chromo/some 몸체	염색체
eryhtro-	red 적색	erythro/cyte 세포	적혈구
rube-	red 적색	rube/osis 상태	피부홍조
leuko-	white 백색	leuko/cyte 세포	백혈구
cyano-	blue 푸른색	cyan/osis 상태	청색증
chloro-	green 녹색	chlor/oma 종양	녹색종
melano-	black 흑색	melan/oma 종양	흑색종
polio-	gray 회색	polio/myel/itis 골수 염(증)	회백질척수염
xantho-	yellow 황색	xantho/derm/a 피부 명사의미	황색피부증

KEY POINT

색을 나타내는 접두사로서 그 대상이 되는 물질의 색 또는 나타나는 병변의 색에 따라 erythro-, leuko-, cyano- 등과 같은 접두사를 붙여서 사용함으로써 새로운 의미의 의학용어가 탄생하게 된다.

7. 그 외 사용되는 접두사

Prefix	Meaning	Term analysis	Term meaning
ambi-	both, both sides 양쪽	ambi/dexter/ity 오른쪽 상태	양손잡이
auto-	self 자신, 자기	auto/immunity 면역	자가면역
bio-	life 생명	bio/logy 학문	생물학
eu-	good, normal 좋은, 정상의	eu/pnea 호흡	정상호흡
normo-		normo/glyc/em/ia 당 혈액 상태	정상혈당
terato-	malformation 기형의	terat/osis 상태	기형증
dys-	bad, difficult 나쁜, 어려운	dys/peps/ia 소화 상태	소화불량
mal-		mal/formation 형성	기형
caco-		caco/trophy 영양	영양장애
pan-	all 모든, 전체	pan/hyster/ectomy 자궁 절제술	자궁전절제술
pseudo-	false 가성	pseudo/typhoid 장티푸스	거짓장티푸스-
cryo-	cold 차가운	cryo/therapy 치료	냉동요법

접두사	의미	예	뜻
neo-	new 새로운	neo/plasm 형질	신생물
syn-	union, together 결합, 함께	syn/drome 움직임	증후군
sym-		sym/bi/osis 생명 상태	공생
con-		con/genit/al 생성 ~관한	선천성-
com-		com/plication 주름형성	합병증
malaco-	soft 연한	malac/ia 상태	연화증
dura-	hard 딱딱한	dura/mater 막	경질막
cirrho-		cirrh/osis 상태	경화증
sclero-		sclero/derm/a 피부 명사의미	피부경화증
dia-	through, across ~통하여 ~를 가로질러	dia/rrhea 배설, 유출	설사
trans-		trans/fusion 혼합, 융합	수혈
thermo-	fever, heat, fire 열, 불	thermo/meter 측정기	온도계(체온계)
pyreto-		pyreto/lysis 분리, 완화	해열
pyro-		pyro/gen 인자	발열원
caloro-		calor/ic ~에 관한	열량-
ana-	free of, apart 분리, 제거하다	ana/lysis 용해	분석
dis-		dis/infection 감염	소독

crypto-	hidden 숨은. 잠복	**crypt/orch/ism** 고환 상태	잠복고환증
ultra-	beyond, excess ~을 넘어서, 초과	**ultra/sound** 소리, 음	초음파
xero-	dry 건조한	**xero/stom/ia** 구강내	입안마름증

KEY POINT

접두사의 의미는 매우 다양하게 사용되고 있으며, 정상혈당이라는 의미를 갖고 있는 normoglycemia라는 의학용어를 분석해보면 정상이라는 의미의 접두사 normo-에 포도당이라는 연결형 glyc/o와 혈액의 의미를 가진 em/o의 연결형 뒤에 병적상태라는 의미를 가진 접미사 -ia가 서로 결합하여 이루어진 용어이다. 이때 연결형 glyc/o 뒤에 em/o라는 모음으로 시작되는 연결형 용어가 오게 되어 “o”가 생략되었고, em/o 뒤 역시 모음 “i”로 시작되는 접미사 -ia가 연결되어 em/o의 “o”가 생략하게 된다.

CHAPTER 1-3

접미사(Suffix)

접미사는 어근 및 복합어의 끝에 위치하여 어떤 부가적인 의미를 나타내고 있으며, 접두사의 경우와 마찬가지로 접미사 자체로는 독립적으로 쓰일 수 없다. 형태적인 의미에서는 명사 또는 형용사적인 형태로 사용되고 있는 접미사로 분류하였으며, 용어적 의미에 있어서는 병적 상태, 수술과 관련된 접미사, 검사 방법과 도구, 그리고 진단, 증상 및 증후에 관련된 접미사 등으로 나누어 분류하였다.

학습목표

- 의학용어에 쓰이는 기본적인 접미사와 개념을 학습한다.
- 접미사의 형태 및 용어적 의미에 따른 분류와 그의 뜻을 숙지한다.
- 접미사와 결합하여 사용되는 연결형 및 복합어를 분석하여 그의 의미를 이해하도록 한다.

I. 형태적 분류

1. 형용사적 형태의 접미사

Suffix	Meaning	Term analysis	Term meaning
-ac		cardi/ac 심장	심장-
-al		neur/al 신경	신경-
-ar		glandul/ar 샘	샘-
-ary		saliv/ary 타액	침-
-eal		esophang/eal 식도	식도-
-ic	pertaining to, relating to ~에 속한, ~에 관한	thorac/ic 가슴	가슴-
-ical		med/ical 의학	의학-
-ory		audit/ory 청각	청각-
-ous		fibr/ous 섬유	섬유-
-tic		necro/itc 괴사	괴사-
-oid	resembling ~와 유사한	muc/oid 점액	점액성-

KEY POINT

연결형 용어 뒤에 결합하여 부가적인 의미를 부여하는 접미사 중 -ical과 같은 형용사적 형태의 접미사는 medical과 같이 med(의학)이라는 용어 뒤에 부가되어 의학과 관련된 이라는 의미로 사용된다. 이때 형용사적 형태인 접미사 -ical이 결합된 medical은 terminology라는 용어 앞에서 형용사적인 형태로 사용되어 진다.

또한 muc/o(점액)라는 연결형 용어에 형용사적 형태인 접미사 -oid가 결합되어 점액과 유사한 성질이라는 의미로 mucoid라는 용어가 사용된다.

2. 명사적 형태의 접미사

Suffix	Meaning	Term analysis	Term meaning
-a	noun marker 명사의미	derm/a 피부	피부
-e		cyt/e 세포	세포
-ai	condition 상태	glycos/ur/ia 당 소변	당뇨
-ism		alcohol/ism 알콜	알코올중독
-y		path/y 질병	병적증상
-iatry	treatment, medicine 치료, 의학	psych/iatry 정신	정신의학
-ist	specialist 전문가	phych/o/log/ist 심리 학문	심리학자
-er	one who ~하는 사람	son/o/graph/er 음파 검사	초음파검사자
-um	structure, tissue 구조, 조직	peri/cardi/um 주위 심장	심장막
-us		cocc/us 알, 씨	알균
-ion	process of 과정	conduct/ion 행동	전도
-tion		relaxa/tion 이완하는	이완

KEY POINT

명사형 접미사 중에는 -a, -e와 같이 연결형 뒤에 결합하여 특별한 의미 없이 명사적 의미를 부여하는 접미사가 있으며, -ia, -ist, -tion 등과 같이 연결형과 결합하여 병적상태, 전문가 및 과정 등 명사형 형태의 의학용어로 사용할 때 적용된다.

Ⅱ. 용어 의미적 분류

1. 병적상태와 관련된 접미사

Suffix	Meaning	Term analysis	Term meaning
-pathy	disease 병, 병변	hepat/o/pathy 간	간병증
-ai		pneumon/ia 폐	폐렴
-sis		hem/o/ly/sis 혈액 분해	용혈
-asis	morbid process. adnormal condition 병적상태, 질병상태	angi/o/ect/asis 혈관 외부	혈관확장증
-esis		a/gen/esis 무 생성	무발생
-iasis		lith/iasis 돌	돌증(결석증)
-osis		dermat/osis 피부	피부병

KEY POINT

병적인 상태를 나타내는 접미사 중 -pathy는 병변 자체를 나타낼 때 사용하며, -ia, -sis, -osis 등은 주로 병적인 상태를 나타내는 의미로 사용하지만 위의 경우에 있어 명확하게 구별하여 사용하기는 쉽지 않으며 관용적 그대로 사용하면 된다.

2. 외과적 수술과 관련된 접미사

Suffix	Meaning	Term analysis	Term meaning
-centesis	puncture 천자	pleur/o/centesis 가슴막	흉막천자(가슴막천자)
-ectomy	excision, removal 절제, 제거	append/ectomy 막창자꼬리	막창자꼬리(충수)절제술
-stomy	creation of new opening 새로운 문형성	col/o/stomy 잘록창자	잘록창자(결장)창냄술
-tomy	incision, cut into 절개	trache/o/tomy 기관	기관절개술
-tome	instrument to cut 수술도구	oste/o/tome 뼈	뼈절단기

KEY POINT

외과적 수술과 관련된 접미사들은 연결형과 결합하여 수술의 종류를 나타내는 것이다. pleur/o(가슴막)라는 의미의 연결형에 -centesis(천자)라는 의미의 접미사와 결합하여 흉막천자라는 의미의 pleurocentesis라는 의학용어가 사용된다. pleurocentesis는 흉강내에 혈액, 고름, 림프액 등의 비정상적인 액체가 고였을 때 진단 또는 치료목적으로 주사바늘을 이용하여 이들을 뽑아내는 것을 말한다. colostomy는 col/o(잘록창자)라는 연결형에 새로운 문을 만든다는 의미의 -stomy라는 접미사와 결합하여 이루어진 것으로, 직장암 등의 요인으로 항문을 폐쇄한 후 일시적 또는 영구적으로 descending colon(내림잘록창자)의 일부를 배 밖으로 노출시켜 변을 볼 수 있도록 하는 수술을 말한다.

3. 재건수술과 관련된 접미사

Suffix	Meaning	Term analysis	Term meaning
-desis	fixation 고정(뼈, 관절)	arthr/o/desis 관절	관절고정술
-pexy	fixation 고정(장기)	hyster/o/pexy 자궁	자궁고정술
-rrhaphy	suture 봉합술	neur/o/rrhaphy 신경	신경봉합술
-plasty	surgical repair 성형술	rhin/o/plasty 코	코성형술

KEY POINT

재건수술과 관련된 접미사는 장기들의 기능을 회복시키기 위하여 시행하는 수술을 말하는 것으로 arthrodesis는 arthr/o(관절)라는 연결형에 고정하는 수술이라는 -desis가 결합하여 이루어진 의학용어로 어떤 병 등으로 인하여 관절에 장애가 있어서 일시적으로 그 관절을 고정시켜 그 기능을 회복시키기 위하여 시행하는 수술을 말한다.

4. 분리, 분해와 관련된 접미사

Suffix	Meaning	Term analysis	Term meaning
-clasis	break, fracture 골절	oste/o/clasis 뼈	외과골절술
-lysis	separation, loosening 박리, 분해	enter/o/lysis 장	장유착박리술
-tripsy	crushing 분쇄	lith/o/tripsy 돌	결석분쇄술

KEY POINT

분리 또는 분해와 관련된 접미사는 어떤 질병을 치료하기 위하여 시행하는 의미를 말하는 것으로 osteoclasis(뼈골절술)는 oste/o(뼈)라는 연결형에 골절술이라는 의미를 가진 -clasis와 결합하여 이루어진 것으로, 뼈골절술이라는 의미는 뼈의 변형을 교정하기 위하여 고의적으로 뼈를 골절시켜 치료하는 방법을 말한다. lithotripsy(결석분쇄술)는 lith/o(돌)라는 연결형 용어에 분쇄한다는 -tripsy이라는 접미사와 결합하여 이루어진 의학용어로 쓸개 또는 비뇨기계통에 결석이 있을 때 외과적 수술을 시행하지 않고 초음파 혹은 레이저를 이용하여 결석을 분쇄하는 시술을 말한다.

5. 검사방법 및 도구와 관련된 접미사

Suffix	Meaning	Term analysis	Term meaning
-gram	record or picture 그림, 도표	**electr/o/cardi/o/gram** 전기 심장	심전도
-graph	instrument for recording 기록장치	**electr/o/cardi/graph** 전기 심장	심전도계
-graphy	process of recording 기록방법	**electr/o/cardi/o/graph** 전기 심장	심전도법
-meter	instrument for recording 계측기	**pelvi/meter** 골반	골반계
-metery	act of measuring 측정법	**pelvi/metery** 골반	골반측정법
-opsy	vision 검사법, 통찰력	**bi/opsy** 생명	생검
-scope	instrument to view 관찰기구	**rect/o/scope** 직장	직장경(곧창자보개)
-scopy	visual examination 관찰법	**gastr/o/scopy** 위	위내시경검사(위보개검사)

KEY POINT

검사방법을 나타내는 접미사 중에서 -gram은 사진 또는 그림의 의미를 나타내며, -graph는 검사하는 장치를 말하는 것이고, -graphy는 검사하는 방법을 나타내는 것이다. -metry와 -scopy는 각각 측정법과 관찰방법을 의미하는 접미사로 사용되고 있으며 주로 "y"를 붙여주면 검사방법이라는 의미로 사용된다.

6. 진단, 증상 및 증후와 관련된 접미사

Suffix	Meaning	Term analysis	Term meaning
-algia	pain 통증	cephal/algia 머리	두통
-dynia		gastr/o/dynia 위	위통증
-cele	hernia, swelling 탈출, 부기	cyst/o/cele 방광	방광탈출증
-ectasis	dilation, expansion 확장, 팽창	bronchi/ectasis 기관지	기관지확장증
-emesis	vomiting 구토	hyper/emesis 과잉	입덧
-emia	blood condition 혈액	an/emia ~이 없는	빈혈
-gen	forming, producing factor 형성, 생성요인	carcin/o/gen 암	발암물질
-genesis		oste/o/genesis 뼈	뼈발생
-iasis	abnormal condition 비정상적 상태	chole/lith/iasis 담낭 돌	쓸개돌(담석)증
-itis	inflammation 염(증)	gastr/itis 위	위염
-lith	stone, calculus 돌, 결석	nephr/o/lith 콩팥	콩팥돌

-logist	specialist in the study of 학자	**dermat/o/logist** 피부	피부과의사
-logy	study of 학(문)	**onc/o/logy** 종양	종양학
-malacia	softening 연화(증)	**oste/o/malacia** 뼈	뼈연화(골연화)증
-megaly	enlargement 확대	**hepat/o/megaly** 간	간비대
-oid	resembling 형태, 유사한	**lip/oid** 지방	지질성-
-oma	tumor 종양	**my/oma** 근(육)	근종
-para	to bear 출산	**multi/para** 다수	다산부
-paresis	partical paralysis 부분 마비	**hemi/paresis** 반	반불완전마비
-penia	decrease, deficiency 부족, 결핍	**cyt/o/penia** 혈구, 세포	혈구감소증
-phagia	eating, swallowing 식사, 삼키다	**dys/phagia** 나쁜	삼킴곤란증
-phasia	speech condition 언어상태	**a/phasia** 손실	언어상실(실어)증
-philia	attraction for 흡인성	**hem/o/philia** 혈액	혈우병
-phobia	fear 공포	**claustr/o/phobia** 밀실	밀폐공포증
-phonia	sound condition 소리상태	**a/phonia** ~이 없는	소리못냄(발성불능)증
-plasia	formation, growth 형성, 성장	**hyper/plasia** 과잉	과다형성
-plegia	paralysis 마비	**neuro/plegia** 신경	신경마비

-poiesis	formation, production 형성, 생성	**hem/o/poiesis** 혈액	조혈
-ptosis	prolapse, drooping 탈출, 처짐, 하수(증)	**gastr/o/ptosis** 위	위처짐(위하수)
-ptysis	spitting 뱉다, 토하다	**hem/o/ptysis** 혈액	객혈
-rrhage	excessive flow, bursting forth 과도유출	**hen/o/rrhage** 혈액	출혈
-rrhagia		**men/o/rrhagia** 월경	월경과다
-rrhea	drainage, flow 배설, 유량	**men/o/rrhea** 월경	월경
-rrhexis	rupture 파열	**enter/o/rrhexis** 창자	창자터짐(파열)
-sclerosis	induration 경화	**arteri/o/sclerosis** 동맥	동맥경화증
-spasm	involuntary contraction 불수의적수축	**my/p/spasm** 근육	근육연축(근육경련)
-stasis	stopping, controlling 멈춤, 통제	**meta/stasis** 전환	전이
-stenosis	narrowing, stricture 협착(증)	**enter/o/stenosis** 창자	창자협착(장협착)
-staxis	bursting forth 유출, 터짐	**gastr/o/staxis** 위	위출혈
-trophy	nourishment 영양상태	**hyper/trophy** 과잉	비대
-toxic	poison 독소	**thyr/o/toxic** 갑상샘	갑상샘중독-

KEY POINT

여러 가지 진단, 증상 및 증후를 나타내는 접미사는 다양한 형태로 사용된다. 탈출이라는 의미의 -cele와 같이 하나의 접미사로 이루어진 경우도 있지만, 동통을 뜻하는 접두사 algo-와 병적상태를 의미하는 접미사 -ia와 결합하여 접두사와 접미사가 결합한 형태인 통증이라는 의미를 가진 접미사 -algia가 된다. 또한 혈액과 관련된 질병을 나타내는 -emia와 같은 접미사는 혈액을 나타내는 접미사는 em/o와 병적상태를 나타내는 접미사 -ia와 결합하여 이루어진 복합형태의 접미사이다. 그 이외 -megaly는 크다는 의미의 megalo-라는 접두사에 병적상태를 의미하는 -y라는 접미사와 결합하여 이루어진 접미사이며, -phasia, -phonia, -sclerosis 등과 같은 접미사도 두 가지 용어가 결합하여 이루어진 복합형태의 접미사이다.

7. 크기와 관련된 접미사

Suffix	Meaning	Term analysis	Term meaning
-icle	small, minute 소형, 작은	ventr/icle 실	(작은)실
-ole		arteri/ole 동맥	세동맥
-ula		mac/ula 점	반점
-ule		ven/ule 정맥	세정맥

KEY POINT

-icle, -ole, -ula, -ule와 같은 접미사는 소형 또는 작다는 의미를 가지고 있는 접미사로서 연결형 뒤에 결합하여 사용하게 되며, arteriole, venule 등에서 연결형 뒤에 각각 -ula, ule와 같이 모음으로 시작되는 의학용어는 연결모음 "o"가 생략하게 된다.

CHAPTER 1-4

의학용어 복수형 (The Plural of Medical Terminology)

의학용어 중 aorta, vena cava와 같이 a로 끝나는 용어의 복수형은 aortae, vena cavae이며, bronchus, alveolus와 같은 용어의 복수형은 bronchi, alveoli이다. 이와 같이 그리이스어, 라틴어로부터 유입되는 언어의 경우는 복수형 그대로 이용되는 것이 많으며 복수형을 만들 때의 일반적 법칙에 대하여 알아본다.

학습목표

- 의학용어의 단수형과 복수형을 학습한다.
- 의학용어 복수형의 형태를 숙지한다.
- 의학용어의 복수형을 만드는 법칙을 이해하고 학습한다.

1 a로 끝나는 단어는 a 뒤에 e를 붙인다.

scapula	→ scapulae	어깨뼈(견갑골)
ulna	→ ulnae	자뼈
vertebra	→ vertebrae	척추뼈
trachea	→ tracheae	기관

2 ax로 끝나는 단어는 ax를 aces로 바꾸어 나타낸다.

thorax	→ thoraces	흉곽

3 en으로 끝나는 단어는 ina로 바꾸어 준다.

lumen	→ lumina	관내강

4 ex, ix로 끝나는 단어는 ex, ix를 ices로 바꾼다.

cortex	→ cortices	겉질(피질)
appendix	→ appendices	막창자꼬리
helix	→ helices	나선(귀둘레)
renal calix	→ renal calices	콩팥잔(신배)

5 is로 끝나는 단어는 is를 es로 바꾼다.

dialysis	→ dialyses	투석
homeostasis	→ homeostases	항상성
peristalsis	→ peristalses	꿈틀운동(연동)
pericardiocentesis	→ pericardiocenteses	심장막천자술

6 ma로 끝나는 단어는 ma를 mata로 바꾸어 나타낸다.

carcinoma	→ carcinomata	암종
condyloma	→ condylomata	콘딜로마

7 on으로 끝나는 단어는 on을 a로 바꾼다.

ganglion	→ ganglia	신경절
myelencephalon	→ myelencephala	숨뇌(연수)

phenomenon	→ phenomena	현상
spermatozoon	→ spermatozoa	정자

8 um으로 끝나는 단어는 um을 a로 바꾼다.

cranium	→ crania	머리뼈(두개골)
ilium	→ ilia	엉덩뼈(장골)
bacterium	→ bacteria	세균
ovum	→ ova	난자

9 us로 끝나는 단어는 us를 i로 바꾼다.

humerus	→ humeri	위팔뼈(상완골)
nervus	→ nervi	신경
bacillus	→ bacilli	바실루스(막대균)
nucleus	→ nuclei	핵
bronchiolus	→ bronchioli	세기관지

10 y로 끝나는 단어는 y를 ies로 바꾸어 나타낸다.

deformity	→ deformities	변형
myopathy	→ myopathies	근육병증

Part. 2

The Medical Terminology of Anatomical System

인체 해부학적 계통에 따른 용어

인체 각 부분의 해부학적 명칭과 어근, 그리고 각 부분에서 발생하는 질병 및 증상에 대한 의학용어와 그의 치료방법에 대한 의학용어의 예를 들어 분석하고 설명하였다.

학습목표

- 인체의 해부학적 계통에 따른 기본적인 해부학 및 의학용어
- 인체 각 기관에 대한 의학용어의 연결형
- 인체의 각 기관에 대한 용어의 증상, 질병, 치료 및 검사방법에 대한 용어와 의미

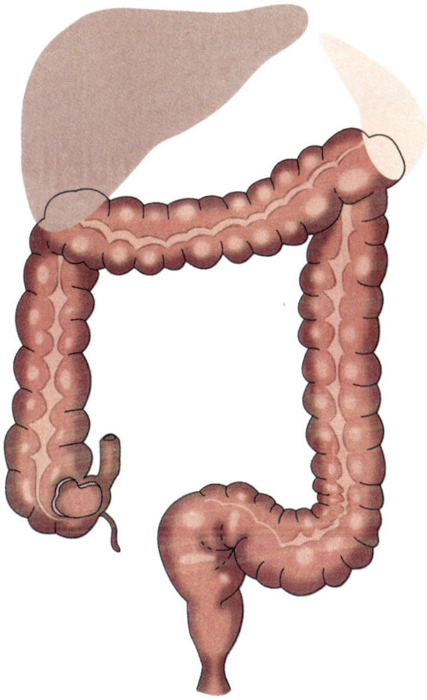

CHAPTER 2-1

소화계통(Digestive System)

소화계통은 입을 통하여 음식물을 섭취한 후 소화관 및 각 부속기관에서 물리적인 저작과 소화액을 분비시켜 음식물을 분해하여 소화시키면서 각 기관에 필요한 영양분을 보내주는 역할을 하며, 흡수된 영양분 이외의 찌꺼기들은 체외로 배출시키는 기능을 하게 된다.

소화계통은 구강과 상부소화관 및 하부소화관 그리고 소화에 관여하는 부속기관으로 구성되어 있다. 본 소화계통에서는 각 기관의 연결형과 관련된 증상, 증후 및 치료에 관한 의학용어를 공부하게 된다.

학습목표

- 소화계통과 관련된 기본적인 해부학적 용어 및 기능을 익히게 된다.
- 소화계통과 관련된 연결형의 의미에 대하여 학습한다.
- 소화계통의 증상, 질병, 치료에 관한 용어를 분석하며 의미를 분석하게 된다.
- 소화계통과 관련하여 사용되는 연결형, 접두사, 접미사에 관한 용어를 분석하게 된다.

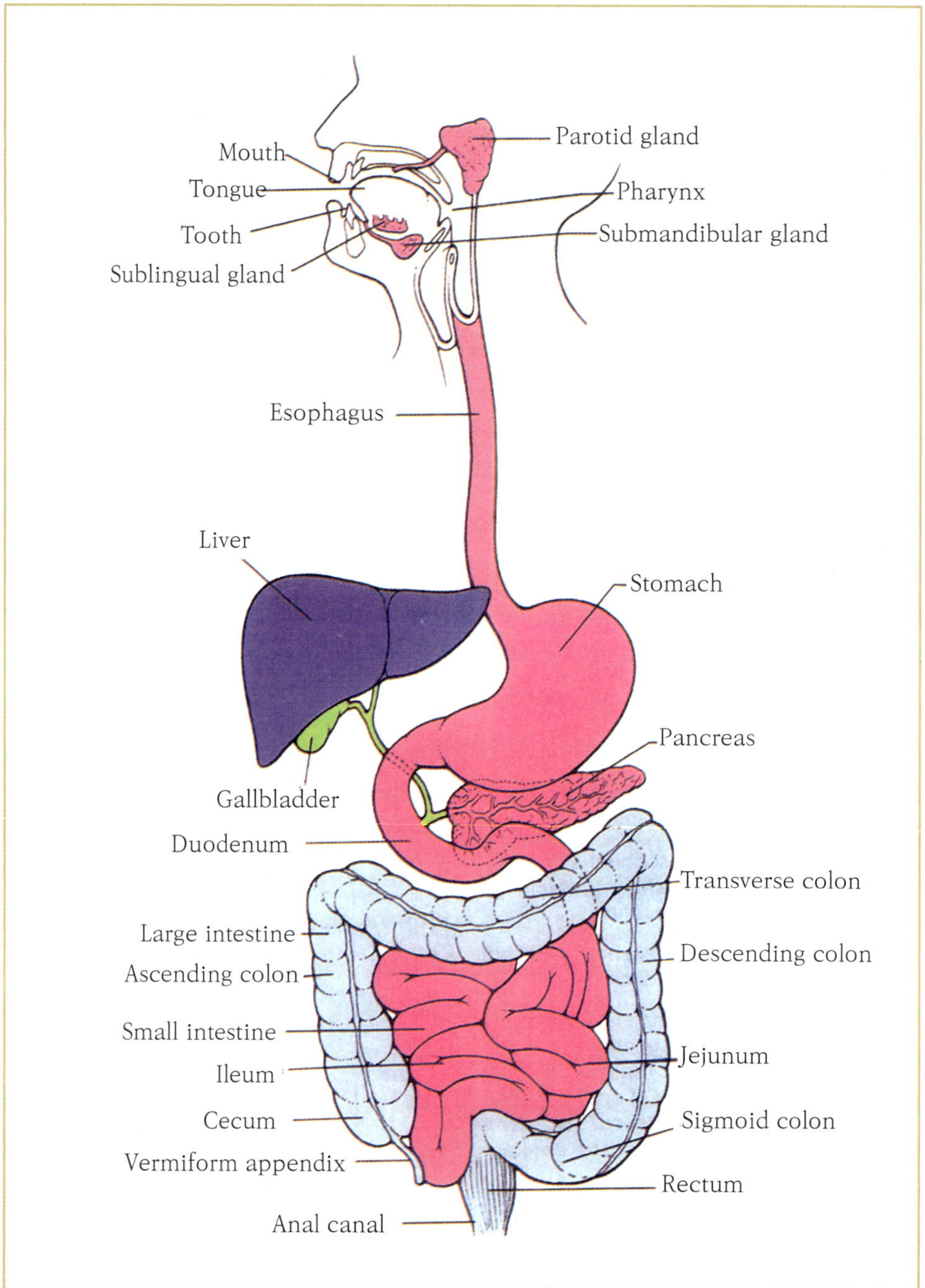

그림 1-1 Digestive system(소화계통)

Ⅰ. 입안(Oral Cavity)

입안(oral cavity)에 들어온 음식물을 침과 섞어 잘게 썰어 식도를 통해 위로 보내주는 기능을 하는 것으로 혀와, 치아, 잇몸, 구개 등으로 구성되어 있다.

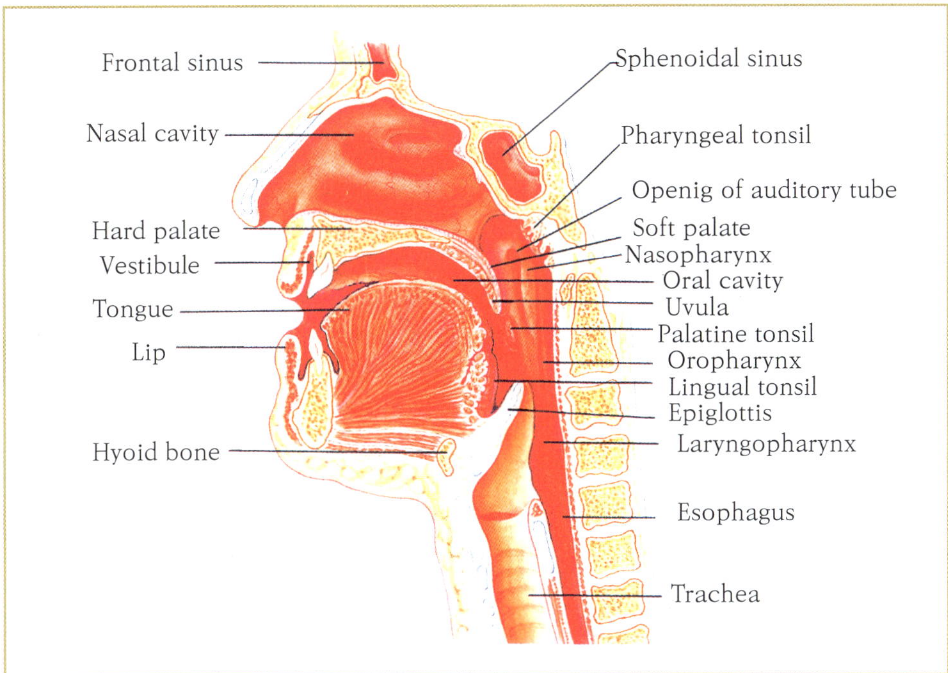

그림 1-2 Oral cavity and Pharynx(입안과 인두)

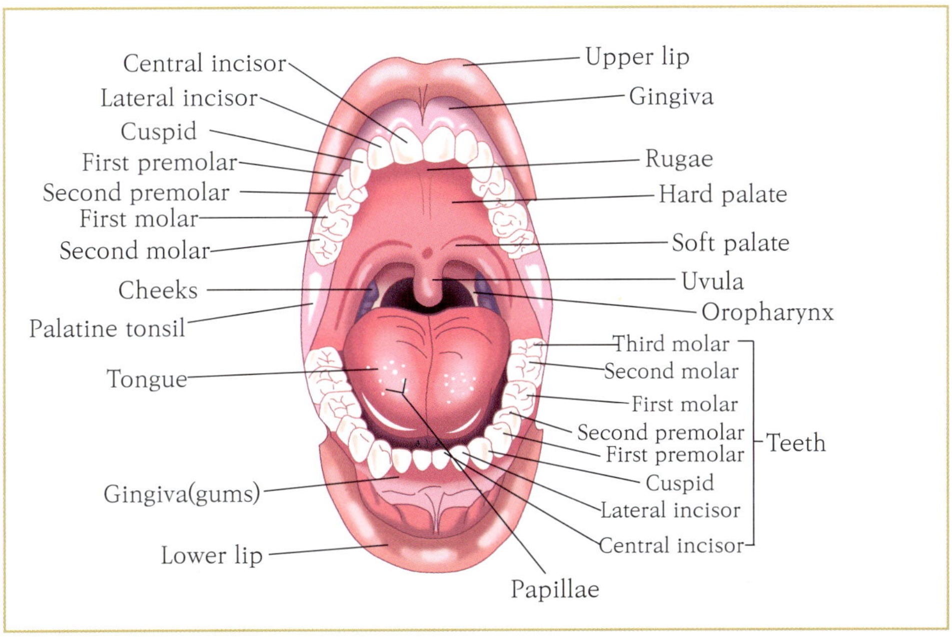

그림 1-3 Oral cavity(입안)

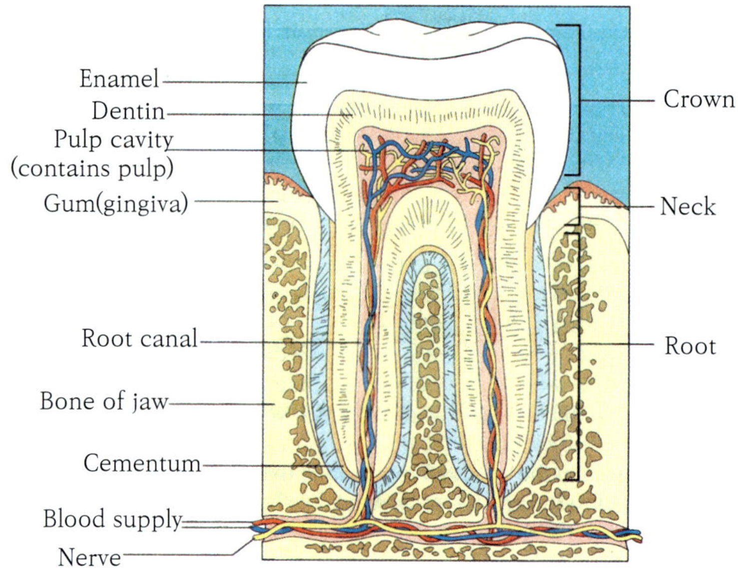

그림 1-4 Tooth layers(치아층)

1. 어근

Combining form	Anatomical team	Meaning
or/o, stomat/o	mouth	입안(구강)
gloss/o, lingu/o	tongue	혀
cheil/o, labi/o	lip	입술
palat/o	palate	구개
gingiv/o	gum	잇몸(치은)
odont/o	teeth	치아
sial/o, saliv/o	saliva	침

2. 증상, 질병 및 치료에 관한 용어

or/o 입 안(구강)

oral disease	disease 병	입병
oral hygiene	hygiene 위생	구강위생
oral infection	infection 감염	입안감염(구강감염)
oral leukoderma	leukoderma 백반	구강백반증

stomat/o 입 안(구강)

stomatitis	itis 염(증)	입안염(구내염)
stomatodynia	dynia 통증	입안통증
stomatodysodia	dysodia 악취	구강악취(입냄새)
stomatonecrosis	necrosis 괴사	입안괴사
stomatopathy	pathy 병	입안병증
stomatorrhagia	rrhagia 출혈	입안출혈
stomatoscope	scope 검사도구	입안보개(구내경)
stomatochisis	schisis 찢다	구강(파)열
stomatosis	osis 상태	입안병

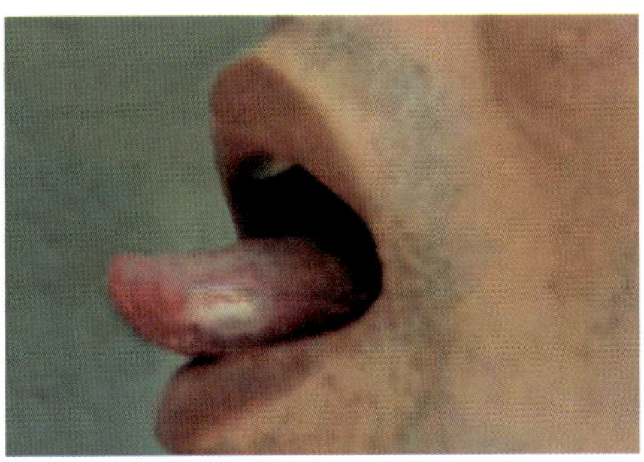

Glossitis(혀 염)

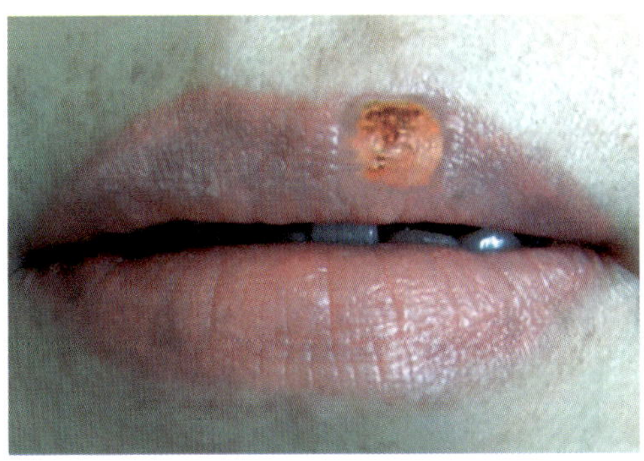

Cheilitis(입술염)

그림 1-5 Infection of oral cavity(입안감염)

gloss/o 혀

glossalgia	algia 통증	혀통증
glossectomy	ectomy 절제술	혀절제술
glossitis	itis 염(증)	혀염
glossoncus	oncus 부종, 덩어리	혀종창
glossopexy	pexy 고정술	혀고정술
glossoplegia	plegia 마비	혀마비
glossoptosis	ptosis 처짐	혀처짐

lingu/o 혀

linguopapillitis	papillitis 유두염	혀유두염
linguoversion	version 전위	설측전위

cheil/o 입술

cheilectropion	ectropion 외반	입술외반
cheilitis	itis 염(증)	입술염
cheilocarcinoma	carcinoma 암종	입술암종
cheiloplasty	plasty 성형술	입술성형술
cheiloschisis	schisis 갈림, 찢다	입술갈림증
cheilosis	sis 상태, 병태	입술증

labi/o 입술

labioplasty	palsty 성형술	입술성형술
labioversion	version 전위	입술쪽전위

palat/o 입천장

palatitis	itis 염(증)	입천장염
palatoplegia	plegia 마비	입천장마비

palatorrhaphy	rrhaphy 꿰 맴, 봉합술	입천장꿰맴
palatoschisis	schisis 갈림, 찢다	입천장갈림

odont/o 치아

odontalgia	algia 통증	치통
odontectomy	ectomy 절제술	치아절제술(발치)
odontoneuralgia	neuralgia 신경통	치아신경통
odontoparallaxis	parallaxis 시차, 차이	맞물림장애
odontomy	tomy 절개술	치아절개술

gingiv/o 잇몸

gingivalgia	algia 통, 통증	잇몸통증
gingivitis	itis 염(증)	잇몸염
gingivoperiodontitis	periodontitis 치주염	잇몸치주염
gingival cleft	cleft 파열	잇몸틈새
gingival hyperplasia	hyperplasia 증식증	잇몸증식증

sial/o 침

sialoadenitis	adenitis 샘염	침샘염
sialism	ism 병적상태	침과다(증)
sialometer	meter 측정기	침측정기
sialoschesis	schesis 억제	침분비억제
siaiostenosis	stenosis 협착(증)	침샘관협착

saliv/o 침

salivation	tion 과정	침분비
salivolithiasis	lithasis 돌(증)	침돌증

KEY POINT

혀종창이라는 의미를 가지고 있는 glossoncus는 혀라는 의미의 연결형 gloss/o와 종양의 의미인 연결형 onc/o 뒤에 구조, 또는 조직의 의미를 가지고 있는 명사형 접미사 -us와 결합하여 이루어진 용어이다. 이때 gloss/o 뒤에 모음으로 시작되는 연결형 onc/o와 결합되므로 gloss/o의 연결모음 "o"는 생략되었으며, onc/o 뒤에 모음으로 시작하는 접미사 -us가 결합되므로 onc/o의 연결모음 "o"가 생략되어 있다.

3. 주요용어설명

glossitis	혀염	혀가 붉어지고 수포나 균열이 생기기도 하며, 점막이 위축되고 유두가 소실되며 궤양을 수반하여 통증을 유발한다.
cheiloschisis	입술갈림증	윗입술에 갈림이 생기는 선천성 기형으로 입술성형술로 치료가 가능하다.

II. 식도와 위(Esophagus and Stomach)

소화기 중 입인두(oropharynx) 및 아래인두(hypopharynx)는 호흡계통과 공유하고 있으며, 공기와 음식이 동시에 지나가고 있다. 25cm 정도의 길이를 가지고 있는 식도는 잘게 썰어진 음식물을 위로 보내기 위해 꿈틀운동(peristalsis)이라고 불리는 물결파 같은 수축운동을 하며, 위에서는 위액을 분비하여 음식물을 좀더 잘게 분쇄하여 샘창자(duodenum)로 보낸다.

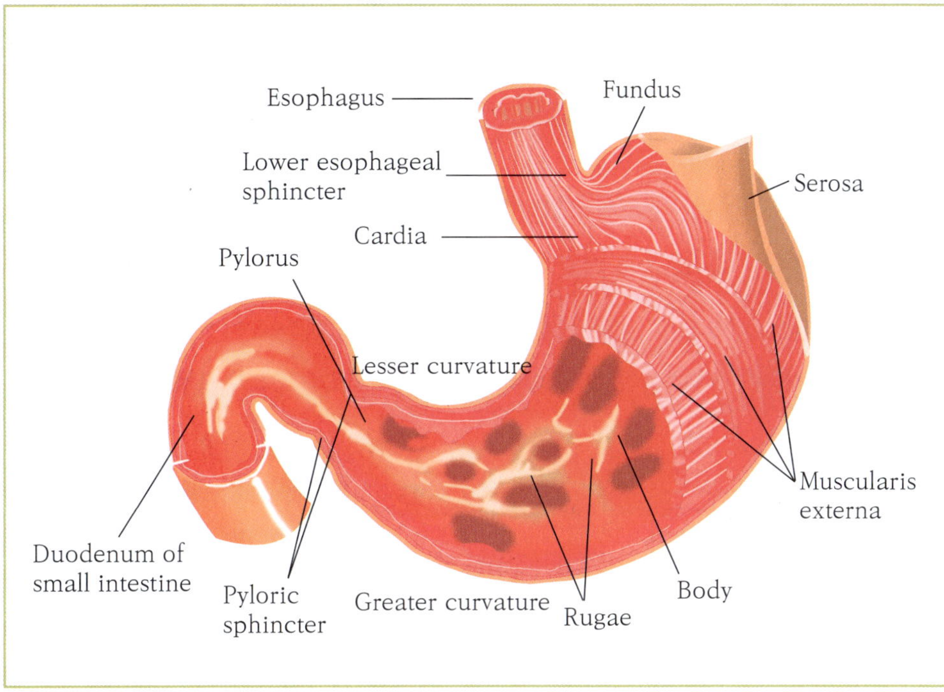

그림 1-6 Stomach(위)

1. 어 근

Combining form	Anatomical team	Meaning
esophag/o	esophagus	식도
gastr/o	stomach	위
cardi/o	portion of the stomach	들문
pylor/o	pylorus	날문

2. 증상, 질병 및 치료에 관한 의학 용어

esophag/o 식도

esophagitis	itis 염(증)	식도염
esophagorrhagia	rrhagia 출혈	식도출혈
esophagospasm	spasm 연축	식도연축
esophagostenosis	stenosis 협착	식도협착
esophageal atony	atony 이완증	식도이완증
esophageal atresia	atresia 폐쇄증	식도폐쇄증
esophageal dysphagia	dysphagia 삼킴곤란	식도삼킴곤란

gastr/o 위

gastralgia	algia 통증	위통증
gastrectomy	ectomy 절제	위절제(술)
gastritis	itis 염	위염
gastroadynamic	adynamic 무력-	위무력-
gastrroduodenostomy	duodenostomy 샘창자연결	위샘창자연결술
gastroendoscopy	endoscopy 내시경검사	위내시경검사 (위보개검사)
gastroesophageal reflux	reflux 역류	위식도역류
gastropexy	pexy 고정(술)	위고정술
gastroptosis	ptosis 처짐	위처짐(위하수)
gastric dilatation	dilatation 확장	위확장
gastric dyspepsia	dyspepsia 소화불량	위소화불량
gastric hyperacidity	hyperacidity 과다산염(증)	위과다염산증
gastric lavage	lavage 세정	위세척
gastric ulcer	ulcer 궤양	위궤양

cardi/o 들문

cardialgia	algia 통증	들문통
cardiospasm	spasm 연축	들문연축

pylor/o 날문

pylorotic stenosis	stenosis 협착	날문협착(증)
pyloroptosis	ptosis 처짐	날문처짐(증)
pylorospasm	spasm 연축	날문연측

KEY POINT

위샘창자연결술이라는 의미의 gastroduodenostomy는 위를 뜻하는 연결형 gastr/o, 샘창자를 의미하는 duoden/o, 그리고 서로 연결하는 시술을 의미하는 접미사 -stomy와 결합하여 이루어진 의학용어이다. 이와 같이 의학용어를 분석하여 공부하면 긴 단어로 이루어진 복합어도 쉽게 이해할 수 있게 된다.

3. 주요용어설명

gastric ulcer	위궤양	위벽의 점막층에만 이르는 손상은 미란이라 하며, 점막뿐 아니라 점막근층까지 손상되었을 때 위궤양이라 한다. 위궤양과 십이지장 궤양은 그 손상부위에 따라 구별되고 있는데, 이 두 가지의 병태생리가 반드시 동일하다고는 할 수 없으나 대체로 흡사한 질환이므로 둘을 함께 묶어 소화성 궤양이라고 한다.
gastrospasm	위연축	상복부에 급격히 발생되는 심한 통증
pylorotic stenosis	날문협착	위, 십이지장 인대의 이상 발달로 유문 윤상 평활근이 과형성된 증상

III. 작은창자, 큰창자, 곧창자, 항문 (Small Intestine, Large Intestine, Rectum and Anus)

작은장차(small intestine)는 위날문(stomach fundus) 밑부터 시작하여 큰창자(large intestine) 첫 부분인 막창자(cecum) 사이에 존재하는 6m 정도의 소화관을 말하는 것으로 샘창자(duodenum), 빈창자(jejunum), 돌창자(ileum)로 구성되어 있으며, 음식물 속에 있는 각 종 영양분을 흡수하는 기능을 한다. 큰창자는 막창자(cecum), 잘록창자(colon), 구불창자(sigmoid colon), 곧창자(rectum), 항문(anus)까지 이르는 1.8m 정도의 길이로 된 소화관으로 음식물 속에 있는 수분을 흡수하며 남은 음식물 찌꺼기를 체외로 배출하는 기능을 한다.

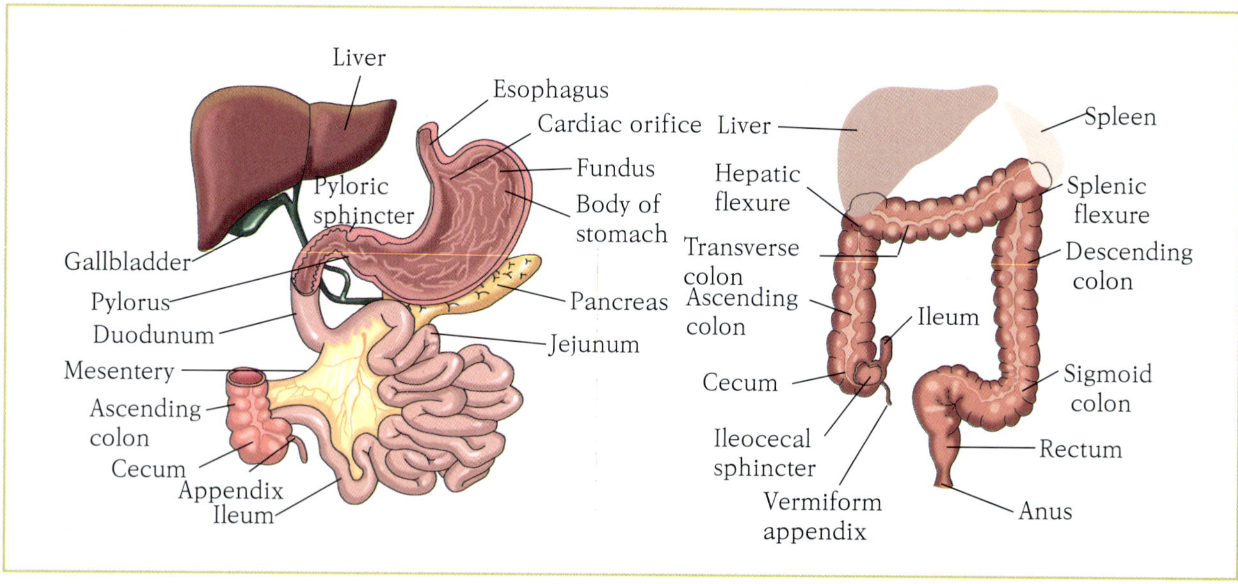

그림 1-7 Intestine tract(장관)

1. 어 근

Combining form	Anatomical team	Meaning
duoden/o	duodenum	샘창자(십이지장)
enter/o	small intestine	창자(작은창자)
jejun/o	jejunum	빈창자(공장)
ile/o	ileum	돌창자(회장)
col/o, colon o	large intestine	잘록창자(결장)
cec/o	cecum	막창자(맹장)
appendic/o, append/o	appendix	막창자(충수)
sigmoid/o	sigmoid colon	구불창자
rect/o, append/o	rectum	곧창자(직장)
an/o	anus	항문
herni/o	herniation	헤르니아(탈장)

2. 증상, 질병 및 치료에 관한 의학 용어

duoden/o 샘창자

duodenitis	itis 염	샘창자염(십이지장염)
duodenal regurgitation	regurgitation 역류	샘창자역류
duodenal stenosis	stenosis 협착	샘창자협착
duodenal ulcer	ulcer 궤양	샘창자궤양

enter/o 창자

enterectasis	ectasis 확장	창자확장
enterobrosia	brosia 천공	장천공
enterocele	cele 탈출	탈장
enteroclesis	clesis 막힘	창자막힘

enteroplegia	plegia 마비	창자마비
enterorrhagia	rrhagia 출혈	창자출혈
enterostasis	stasis 정지	창자폐색

jejun/o 빈창자

jejunectomy	ectomy 절제술	빈창자절제술
jejunitis	itis 염(증)	빈창자염

ile/o 돌창자

ileitis	itis 염	돌창자염
ileostomy	stomy 창냄술	돌창자창냄술

col/o 잘록창자

colocentesis	centesis 천자	잘록창자천자
colectomy	ectomy 절제술	잘록창자절제술
coloclysis	clysis 씻기	잘록창자씻기(관장)
colofixation	fixation 고정	잘록창자고정술
cololysis	lysis 박리	잘록창자박리술
colorrhaphy	rrhaphy 봉합술	잘록창자봉합술
colostomy	stomy 창냄술	잘록창자창냄술

colon/o 잘록창자

colonopathy	pathy 병증	잘록창자병증
colonopexy	pexy 고정	잘록창자고정술
colonorrhagia	rrhagia 출혈	잘록창자출혈
colonoscopy	scopy 관찰법	대장내시경검사 (잘록창자보개검사)

colon cancer	cancer 암	잘록창자암(결장암)
colon polyp	polyp 폴립	대장폴립

cec/o 막창자

cecectomy	ectomy 절제술	막창자절제술
cecoplication	plication 조벽술	막창자조벽(술)
cecoureterocele	cele 탈출	막창자요관탈출

appendic/o 막창자꼬리

appendicitis	itis 염	막창자꼬리염(충수염)

append/o 막창자꼬리

appendectomy	ectomy 절제술	막창자꼬리절제술 (충수절제술)
appendolithiasis	lithiasis 돌증	막창꼬리돌증

sigmoid/o 구불창자

sigmoidopexy	pexy 고정(술)	구불창자고정(술)
sigmoidoscopy	scopy 관찰방법	구불창자내시경검사

rect/o 곧창자

rectoccele	cele 탈출	곧창자탈출증(직장류)
rectoscope	scope 관찰도구	직장경(곧창자보개)
rectoscopy	scopy 관찰법	직장경검사법
rectovaginal fistula	fistula 샛길, 루	곧창자질샛길(직장질루)

proct/o 곧창자

proctoclysis	clysis 씻기	곧창자씻기
proctocolpoplasty	colpoplasty 질성형	곧창자질성형
proctocolitis	colitis 잘록창자염	곧창자잘록창자염
proctorrhaphy	rrhaphy 봉합술	곧창자봉합술

an/o 항문

anoplasty	plasty 성형술	항문성형술
anoscope	scope 관찰기구	항문보개

herni/o 헤르니아(탈장)

hernia	a 명사형어미	헤르니아(탈장)
herniorrhaphy	rrhaphy 꿰맴술	헤르니아꿰맴술

KEY POINT

잘록창자절제술의 의미를 갖고 있는 colectomy에서 잘록창자라는 의미를 갖고 있는 연결형 col/o 뒤에 모음으로 시작하는 절제술이라는 의미의 접미사 -ectomy가 오게 되어 연결모음 "o"가 생략되었다. 하지만 막창자요관탈출의 의미를 가지고 있는 연결형 cec/o 뒤에 모음으로 시작하는 요관의 의미를 가지고 있는 연결형 ureter/o와 결합하지만 연결형 cec/o의 연결모음 "o"가 생략되지 않았다. 연결형과 연결형이 결합된 용어는 뒤의 연결형이 모음으로 시작되어도 앞에 있는 연결형 용어의 연결모음이 보편적으로 생략되지 않는다.

3. 주요용어설명

appendectomy	막창자꼬리절제술	막창자꼬리염은 어떤 원인에 의해 막창자꼬리의 입구가 막히게 되고, 이에 의해 막창자꼬리가 부어 오르고 혈류가 차단되면서 염증이 심해져 가는 병으로 이를 절제하는 수술.

hernia	탈장	복벽이나 기타 부위에 결손이 생겨 복강 내의 장기나 조직이 벽쪽복막에 싸여진 상태로 원래의 위치에서 체강을 이탈한 것을 말하며, 서해탈장, 대퇴탈장, 배꼽탈장, 복벽탈장 등이 있다.
iguinal hernia	서혜탈장	서혜탈장은 서혜부의 약한 곳을 통하여 장의 작은 고리가 탈장될 때 일어나며, 유전성과 같은 선천적 원인과 고령화, 임신, 비만 또는 기침 등과 같이 후천적 원인으로 올 수 있다.
colostomy	잘록창자창냄술	원래는 잘록창자를 의마하지만 실제로는 큰창자의 어디든 그 일부를 직접 피부에 연결하는 것을 말한다. 즉, 항문이외에 피부와 장을 연결하는 곳을 수술적으로 만드는 것을 말한다.
rectocele	곧창자탈출증	곧창자의 일부가 질내 또는 회음부를 통해 체외로 튀어나온 것. 이렇게 나오게 되면 감염이 발생하기 쉬우며, 외상을 입기도 쉽다.

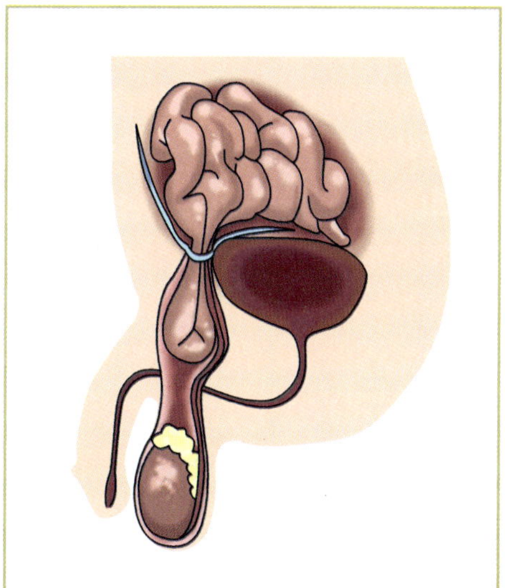

그림 1-8 Hernia(탈장)

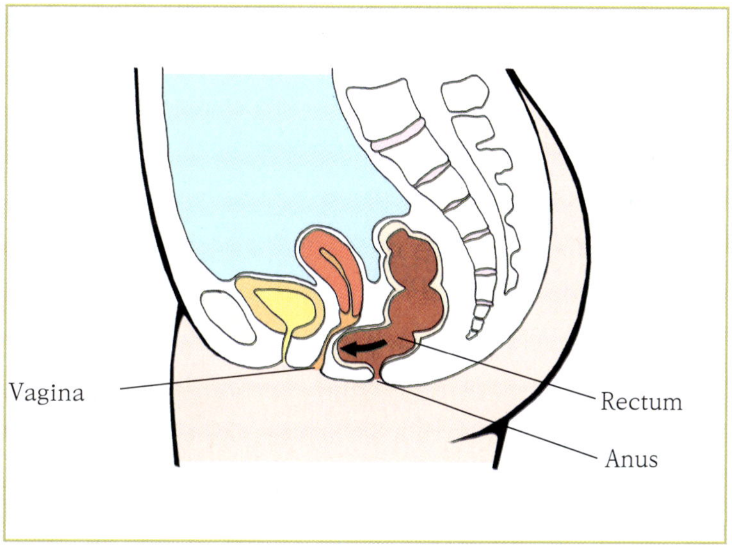

그림 1-9 Rectocele(곧창자탈출증)

Ⅳ. 부속장기(Accessory Organ)

소화계통에는 간(liver), 쓸개(gallbladder), 이자(pancreas)와 같은 3개의 부속기관이 있다. 이들 부속기관은 소화와 영양분의 흡수에 중요한 역할을 하고 있으며, 간은 가로막(diaphragm) 아래 우측상부에 위치하는 장기로 인체에서 가장 큰 장기이다. 쓸개와 이자는 쓸개액 등 여러 가지의 소화액을 분비한다.

1. 어근

Combining form	Anatomical team	Meaning
hepat/o	liver	간
cholecyst/o	gallbladder	쓸개(담낭)
cholangi/o	bile duct	쓸개관(담관)
choledoch/o	common bile duct	온쓸개관(총담관)
chol/e, chol/o	bile	쓸개즙(담즙)
pancreat/o	pancreas	이자(췌장)
peritone/o	peritoneum	복막(배막)
abdomin/o, celi/o, larpar/o	abdomen	배(복부)

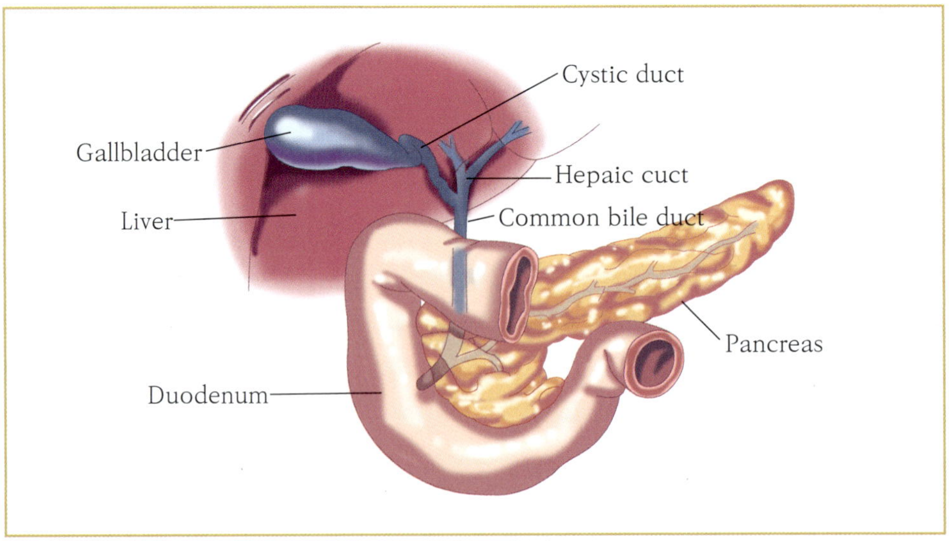

그림 1-10 Accessory organ of digestive system(소화계통의 부속기관)

2. 증상, 질병 및 치료에 관한 용어

hepat/o 간

hepatitis	itis 염(증)	간염
hepatocholangitis	cholangitis 쓸개관염	간쓸개관염
hepatolithiasis	lithiasis 돌증	간돌증
hepatoma	oma 종양	간암
hepatomegaly	megaly 비대증	간비대증
hepatopathy	pathy 병	간병증
hepatoptosis	ptosis 처짐	간처짐증
hepatorrhagia	rrhagia 출혈	간출혈
hepatorrhexis	rrhexis 파열	간파열
hepatic cirrhosis	cirrhosis 경변(증)	간변병(증)

cholecyst/o 쓸개

cholecystectomy	ectomy 절제술	쓸개절제술
cholecystitis	itis 염	쓸개염(담낭염)
cholecystography	graphy 촬영술	쓸개조영술
cholecystolithiasis	lithiasis 돌증	쓸개돌증(담낭결석증)

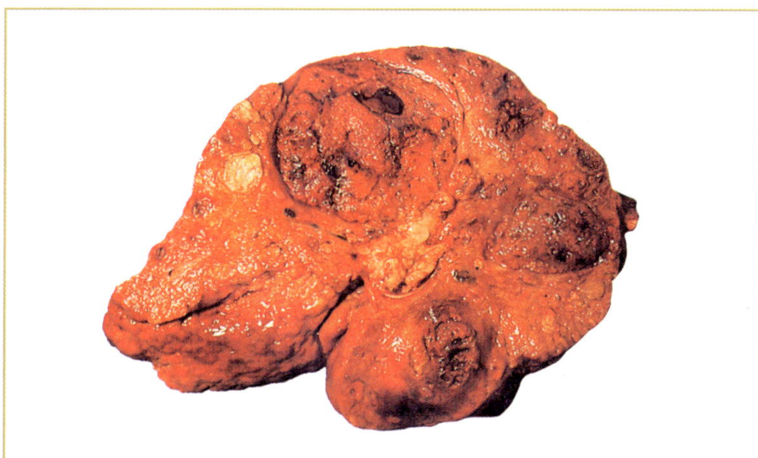

그림 1-11 Liver cirrhosis due to hepatoma(간암에 의한 간경변증)

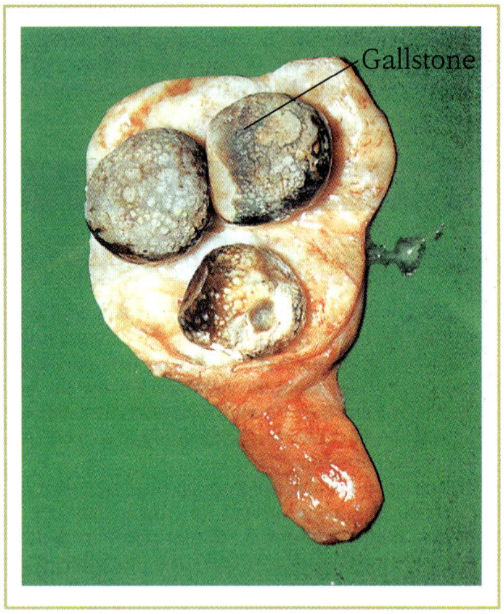

그림 1-12 Gallstone and Chronic cystitis(쓸개돌과 만성쓸개염)

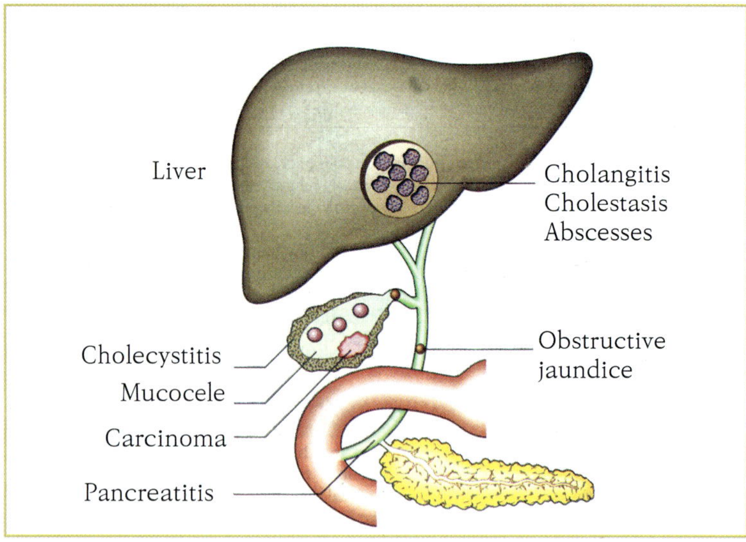

그림 1-13 Pathological effect of gallstones (쓸개돌의 병리적 영향)

cholangi/o 쓸개관

cholangiography	graphy 촬영술	쓸개관조영술(담관조영술)
cholangioma	oma 종양	쓸개관암
cholangiostomy	stomy 창냄술	쓸개관창냄술(담관조루술)

choledoch/o 온쓸개관

choledochal cyst	cyst 주머니, 낭	온쓸개관낭종
choledochal stenosis	stenosis 협착증	온쓸개관협착증
choledochostomy	stomy 창냄술	온쓸개관창냄술

chol/e 쓸개즙

cholepoiesis	poiesis 형성	쓸개즙생성
cholestasis	stasis 정체	쓸개즙정체

chol/o 쓸개즙

cholemia	emia 혈증	쓸개즙혈증
cholorrhea	rrhea 흐름, 분비	쓸개즙분비과잉

pancreatic/o 이자

pancreaticography	graphy 촬영술	이자조영술

pancreat/o 이자

pancreatectomy	ectomy 절제술	이자절제술(췌장절제술)
pancreatitis	itis 염(증)	이자염(췌장염)
pancreatic cancer	cancer 암	이자암(췌장암)

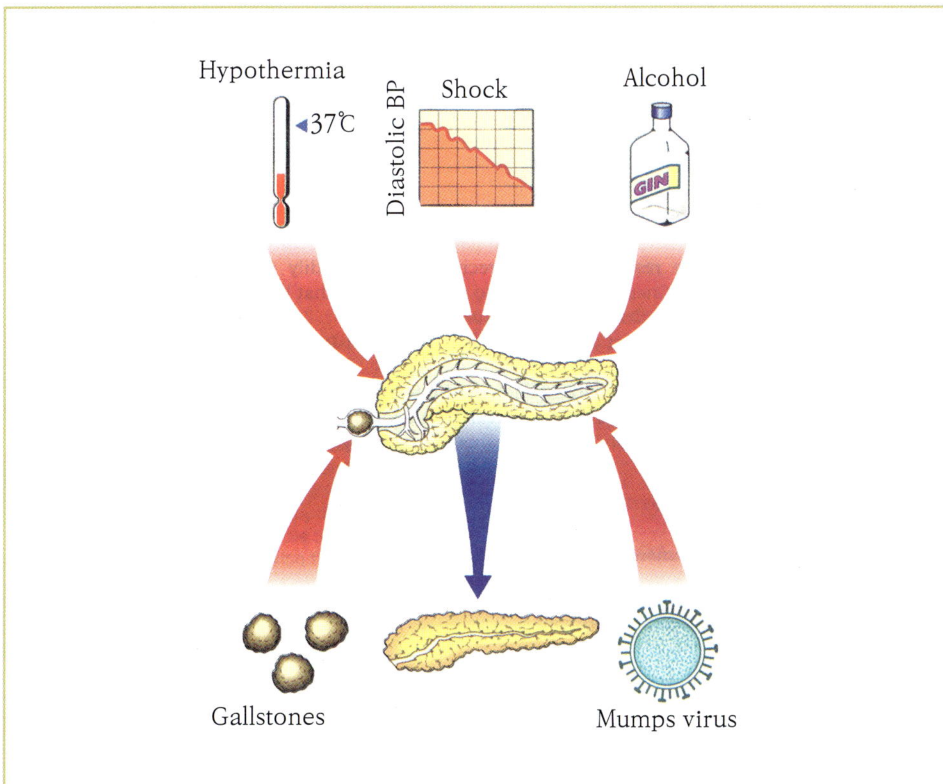

그림 1-14 Common causes of pancreatitis(이자염의 원인)

peritone/o 복막

peritoneocentesis	centesis	복막천자
peritonitis	itis 염	복막염
peritoneal lavage	lavage 세척	복막세척

abdomin/o 배

abdominocentesis	centesis 천자(술)	복강천자(술)

celi/o 배

celioma	oma 종양	복부종양
celiopathy	pathy 병증	복부병증

lapar/o 배

laparorrhaphy	rrhaphy 꿰맴술	배꿰맴술
lapartomy	tomy 절개술	개복술
laparoscopy	scopy 관찰법	복강경검사(배보개검사)

KEY POINT

쓸개조영술이라는 의미를 가진 cholecystography는 쓸개의 의미인 cholecyst/o와 촬영술의 의미인 접미사 -graphy가 결합하여 이루어진 용어이다. 이때 일반적인 방사선 촬영으로는 쓸개를 보기가 어려워 조영제를 사용하여 촬영하므로 조영술이라는 표현을 하게 된다.

3. 주요용어설명

hepatic cirrhosis	간경변증	간의 섬유조직이 많이 자라 굳어 지면서 오그라 들고, 표면에 이상한 융기가 생겨 울퉁불퉁해 지는 병. 정상 간소엽 구조의 상실, 실질세포의 파괴 등이 특징이다.
peritonitis	복막염	세균감염에 의해 배막에 발생한 염증으로 급성과 만성으로 나눈다, 급성은 중독증세를 나타낼 때가 많으며, 위궤양, 충수염, 장티푸스에 의한 창자의 천공, 자궁외 임신의 파열 등이 원인이 된다.
laparotomy	개복술	배를 갈라서 열고 배안에 있는 기관을 치료하거나 혹 따위를 제거하는 수술, 또 배를 열고 그 병의 부위를 확인하며, 진단을 내리고 그 정도를 판별할 때 쓰인다.

IV. 소화와 관련 용어

1. 어근

Combining form	Anatomical team	Meaning
peps/o	digestion	소화
phag/o	eat	먹다
bilirubin/o	bilirubin	빌리루빈
glyc/o, glycos/o	sugar	당
lip/o, steat/o	fat	지방

2. 증상, 질병 및 치료에 관한 용어

peps/o 소화

	dyspepsia	dys 나쁜, 어려운	소화불량
	bradypepsia	brady 느린	소화불량
	peptic esophagitis	esophagitis 식도염	소화성식도염
	peptic ulcer	ulcer 궤양	소화궤양

phag/o 먹다

	phagocytosis	cytosis 세포상태	포식작용
	phagomania	mania 열광, 좋아함	탐식광
	phagophobia	phobia 공포, 두려움	식공포증
	aphagia	a 상실, 없는	못삼킴증
	dysphagia	dys 나쁜, 어려운	삼킴곤란

bilirubin/o 빌리루빈

	bilirubinuria	uria 소변증	빌리루빈뇨증

glyc/o 당

glycemia	emia 혈증	당혈증

glycos/o 당

glycosuria	uria 소변증	당뇨

lip/o 지방

lipoma	oma 종양	지방종
lipopenia	penia 결핍(증)	지방결핍(증)

steat/o 지방

steatolysis	lysis 분해	지방분해
steatorrhea	rrhea 흐르다	지방변증

KEY POINT

dyspepsia와 bradypepsia는 소화불량이라는 의미를 가지고 있는 의학용어로 소화라는 의미의 연결형 peps/o에 병적상태를 나타내는 접미사 -ia와 결합하여 소화와 관련된 어떠한 질병을 의미하는 용어로 사용된다. 여기에 각각 나쁜이라는 의미의 접두사 dys-와 느린 이라는 의미의 접두사 brady-와 각 각 결합하여 소화불량이라는 의미를 가진 용어가 탄생하는 것이다. 이때 접미사 -ia가 모음으로 시작하므로 연결형 peps/o의 연결모음 "o"가 생략되어 사용되고 있다.

3. 주요용어설명

dyspepsia	소화불량	먹은 음식을 위나 장에서 잘 받아들이지 못하여 영양분을 흡수하지 못하는 증상. 과음, 과식, 부폐물의 섭취, 감염증, 피로 따위가 원인이 되어 식욕부진, 복통, 구토, 설사 등의 증상이 나타남.
glycosuria	당뇨	정상 오줌에서 극히 미량으로만 함유되는 당이 검출될 정도로 함유되어 있는 오줌. 콩팥의 요세관이 당을 재흡수하는 기능이 약해져 당이 오줌속에 섞여 나온다.

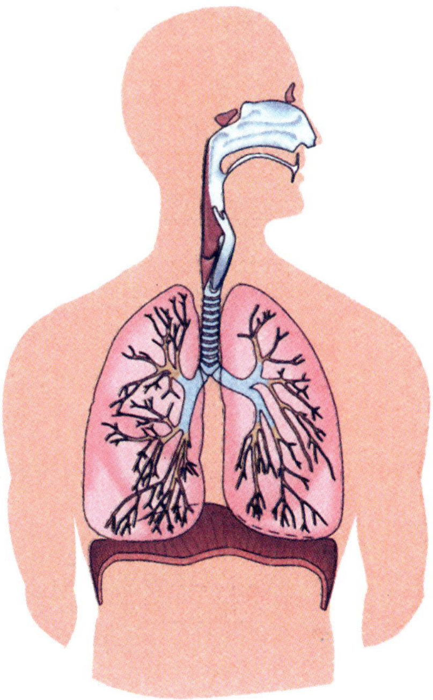

CHAPTER 2-2

호흡계통(Respiratory System)

호흡계통은 호흡을 통하여 신선한 산소를 흡수하고 이산화탄소를 배출하는데 관여하게 된다. 호흡계통의 기능으로는 공기의 이동 경로 및 가스 교환의 장소를 제공하고, 공기와 접촉하는 부위의 탈수를 방지하며, 병균의 침투를 방어하는 역할을 한다.

호흡계통은 코, 인두, 후두를 포함하는 상부 호흡계통과 기관, 기관지, 폐 및 흉막으로 이루어지는 하부 호흡계통으로 구성되어 있다.

학습목표

- 호흡계통과 관련된 기본적인 해부학적 용어 및 기능을 익히게 된다.
- 호흡계통에 사용되는 연결형을 학습하게 된다.
- 호흡계통의 증상, 질병, 치료에 관한 용어를 분석하며 그의 의미를 이해하도록 한다.
- 호흡계통과 관련하여 사용되는 연결형, 접두사, 접미사에 관한 용어와 의미를 분석하게 된다.

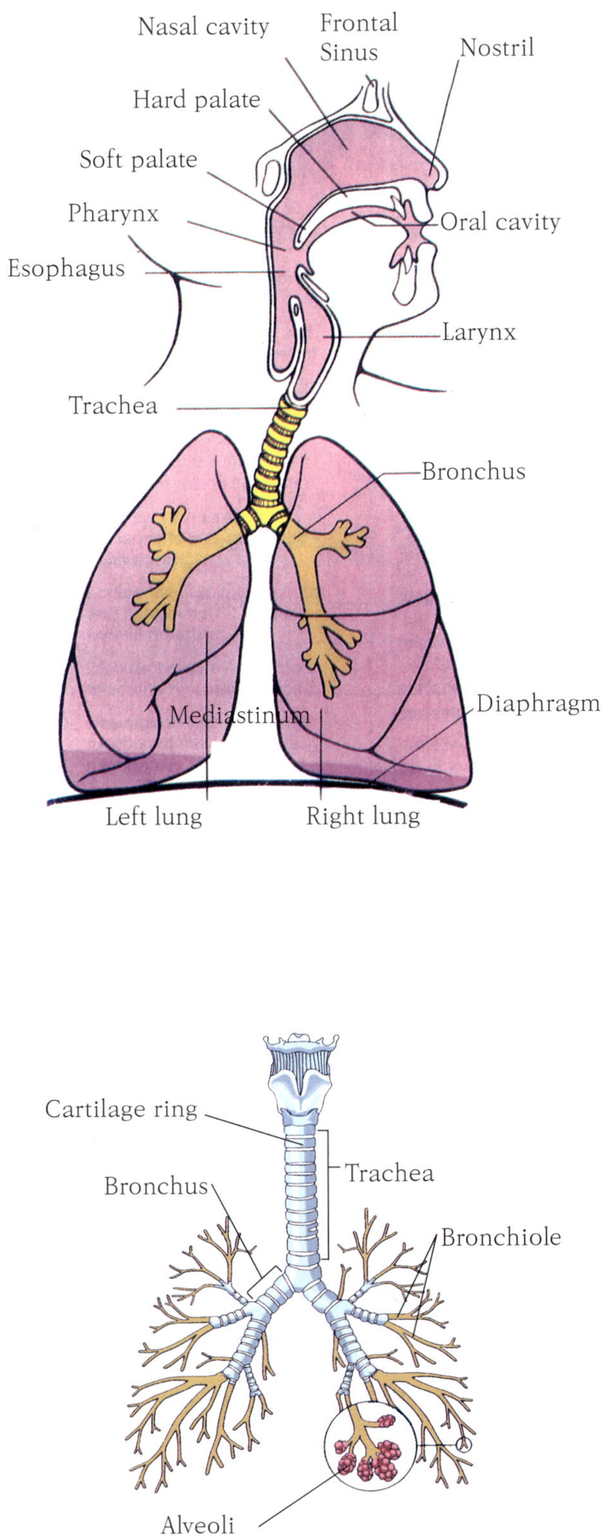

그림 2-1 Respiratory system(호흡계통)

Ⅰ. 코안과 코곁굴 (Nasal Cavity and Paranasal Sinus)

호흡계통은 신선한 공기를 모아 페로 보내며, 체내에서 발생된 이산화탄소 등을 외부로 배출하는 기능을 하게 된다. 코안(nasal cavity)은 공기에 포함되어 있는 이물질을 1차적으로 걸러 주며, 공기의 온도를 체내에 적합하게 맞추어주며, 코곁굴(paranasal sinus)은 코 주변에 있는 4군데의 빈 공간으로 공기의 습도 조절에 관여한다.

1. 어근

Combining form	Anatomical team	Meaning
nas/o, rhin/o	nose	코
sinus/o	sinus(cavity)	굴(공간)

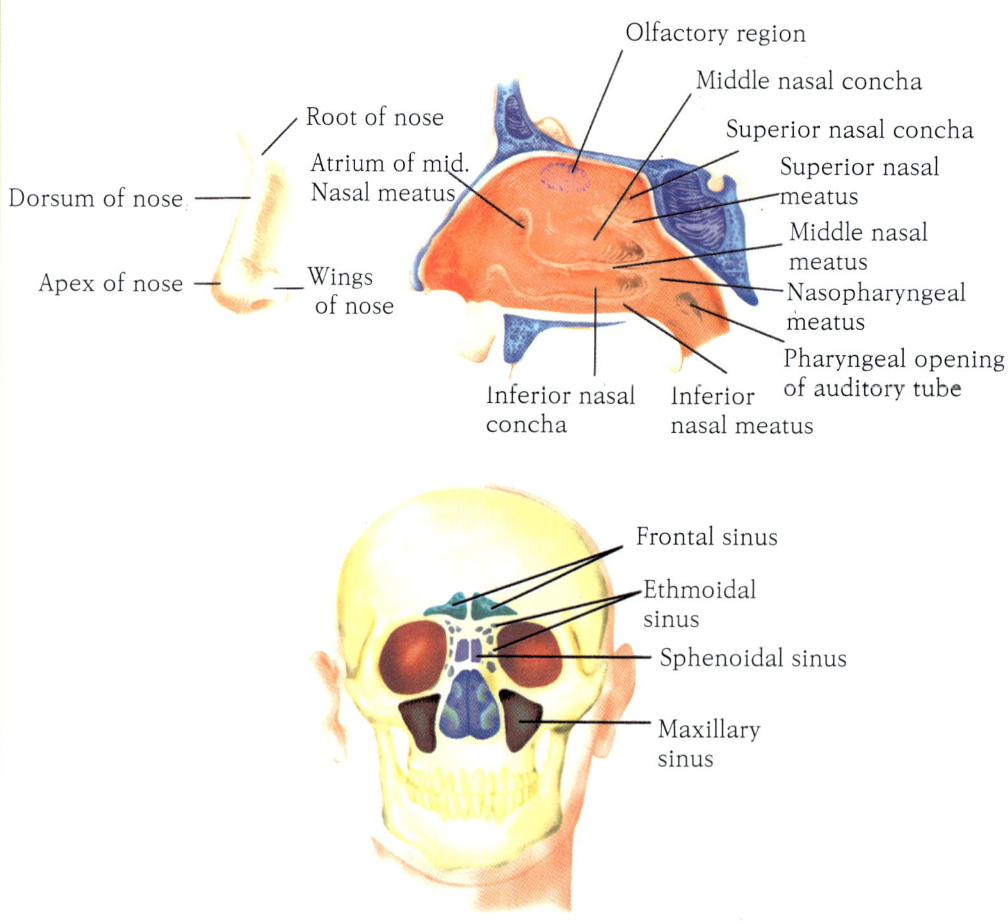

그림 2-2 Nasal cavity and Paranasal sinuses(코안과 코곁굴)

2. 증상, 질병 및 치료에 관한 용어

nas/o 코

nasal	al ~에 관한	코-
nasopharyngitis	pharyngitis 인두염	코인두염
nasopharyngoscope	scope 관찰기구	코인두경
nasopharyngoscopy	scopy 관찰방법	코인두경검사
nasosinusitis	sinusitis 굴염	코곁굴염

rhin/o 코

rhinitis	itis 염(증)	코염(비염)
rhinodynia	dynia 통증	코통증
rhinoplasty	plasty 성형술	코성형술
rhinorrhea	rrhea 배설, 유량	콧물
rhinolithiasis	lithiasis 돌증, 석증	코돌증(비석증)
rhinorrhagia	rrhagia 출혈	코피
rhinophyma	phyma 부종	딸기코종
rhinophonia	phonia 소리병	콧소리

sinus/o 굴

sinusitis	itis 염(증)	코곁굴염(부비동염)
sinusotomy	tomy 절개술	굴절개술
sinusoscope	scope 관찰기구	코결굴내시경

KEY POINT

코인두경검사라는 의미의 nasopharyngoscopy는 연결형 nas/o(코), 연결형 pharyng/o(인두), 그리고 관찰방법을 의미하는 접미사 -scopy가 결합하여 이루어진 용어이다. 또한 nasopharyngoscope은 코인두경이라는 의미로 관찰기구라는 접미사 -scope와 결합하여 이루어진 용어로 접미사에 따라 용어의 의미가 달라지므로 part 1에 기술된 접두사 및 접미사를 확실히 공부하면 다양하게 결합되어 이루어지는 의학용어를 쉽게 이해할 수 있게 된다.

3. 주요용어설명

rhinitis	코염(비염)	코 점막의 염증으로 인한 콧물, 재채기, 코막힘, 안면통을 수반.
rhinorrhagia	코피	코염, 코점막 건조 또는 외상에 의해 코점막의 혈관이 파열되어 발생.
sinusitis	코곁굴염(부비동염)	인플루엔자 등의 원인으로 두통, 안면통, 코막힘, 코분비물이 나오고, 만성으로 진전시 만성기침, 후각상실증 초래.

Ⅱ. 인두와 후두(Pharynx and Larynx)

인두(pharynx)는 점막으로 이루어져 있어 코안을 통과한 공기에 있는 미세한 먼지를 제거하는 역할을 하며, 코인두(nasal pharynx), 입인두(oral pharynx) 및 아래인두(hypopharynx)로 구성되어 있다. 후두(larynx)는 발성기관으로 후두덮개(epiglottis)가 있어 공기가 폐로 들어갈 때는 열리게 되며, 음식 섭취시에는 후두덮개가 닫히게 되어 음식이 기관으로 들어가는 것을 방지한다.

1. 어 근

Combining form	Anatomical team	Meaning
adenoid/o	adenoid	아데노이드
tonsil/o	tonsil	편도
pharyng/o	pharynx	인두
laryng/o	larynx	후두

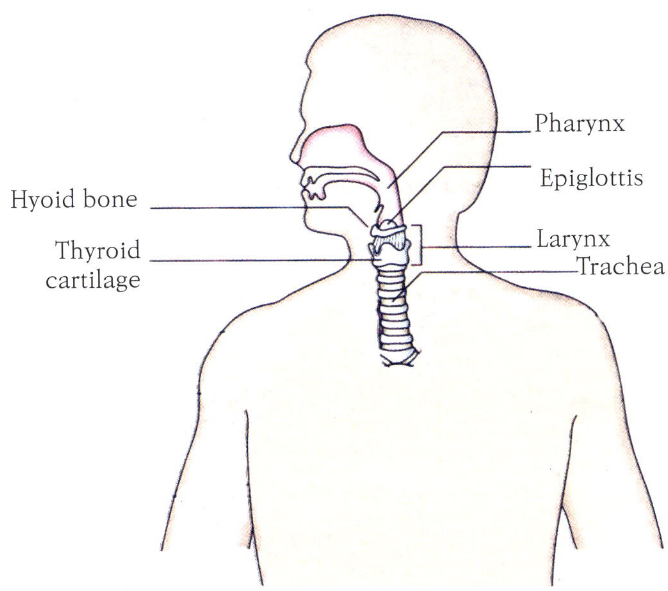

그림 2-3 Pharynx and Larynx(인두와 후두)

2. 증상, 질병 및 치료에 관한 용어

adenoid/o 아데노이드

adenoidectomy	ectomy 절제술	아데노이드절제술
adenoidism	ism (병적)상태	아데노이드증식증
adenoiditis	itis 염(증)	아데노이드염

tonsill/o 편도

tonsillectomy	ectomy 절제술	편도절제술
tonsillitis	itis 염(증)	편도염
tonsillopathy	pathy 병, 질환	편도병증
tonsillolith	lith 돌, 결석	편도돌
tonsilloscope	scope 관찰기구	편도보개(편도경)
tonsillotome	tome 수술칼	편도절제칼

pharyng/o 인두

pharyngalgia	algia 통증	인두통
pharyngitis	itis 염(증)	인두염
pharyngostenosis	stenosis 협착	인두협착(증)
pharyngokeratosis	keratosis 각화증	인두각화증

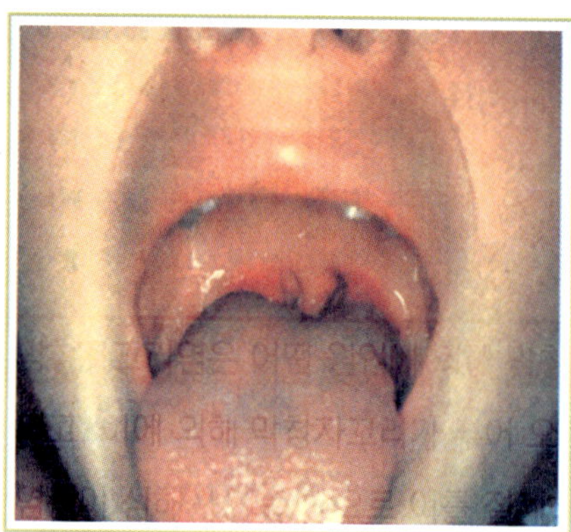

그림 2-4 Pharyngitis(인두염)

pharyngolaryngitis	laryngitis 후두염	인후염
pharyngospasm	spasm 경련	인두경련
pharyngoplegia	plegia 마비	인두마비

laryng/o 후두

laryngalgia	algia 통증	후두통증
laryngectomy	ectomy 절제술	후두절제술
laryngitis	itis 염(증)	후두염
laryngoscopy	scopy 관찰법	후두경검사
laryngocentesis	centesis 천자	후두천자
laryngotomy	tomy 절개술	후두절개(술)
laryngorrhagia	rrhagia 출혈	후두출혈
laryngography	graphy 촬영술	후두조영술
laryngomalacia	malacia 연화증	후두연화증
laryngoparalysis	paralysis 마비	후두마비
laryngoplasty	plasty 성형술	후두성형술
laryngeal carcinoma	carcinoma 암	후두암

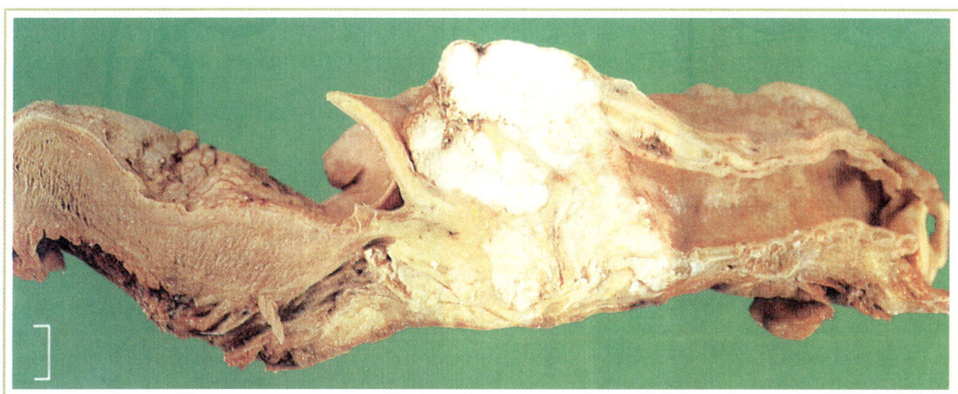

그림 2-5 Laryngeal carcinoma(후두암)

KEY POINT

laryngotomy와 laryngectomy는 각각 후두절개술과 후두절제술이라는 의미로 사용되고 있다. 앞의 두 용어에서 연결형 laryng/o(후두)에 각각 접미사 -tomy(절개술)와 -ectomy(절제술)가 결합하여 이루어진 것으로 -tomy는 자음으로 시작하므로 laryng/o의 연결모음 "o"가 그대로 존재하지만 -ectomy의 경우는 모음으로 시작하므로 연결모음 "o"가 생략된다.

3. 주요용어설명

tonsillitis	편도염	구개편도에 염증이 유발되어 편도가 부어 오르는 상태.
laryngitis	후두염	세균성 또는 바이러스에 의한 후두의 염증으로 기침, 천명 등이 유발.
laryngotomy	후두절개술	후두암 또는 양성종양을 절제하기 위해 외과적으로 후두부분을 절개하는 방법.

III. 기관, 기관지, 폐 (Trachea, Bronchus and Lung)

기관(trachea)은 약 12cm 정도의 길이를 가지고 있으며, 여러 가지 미세먼지를 제거한다. 기관지(bronchus)는 좌우로 나누어지며 세기관지(bronchiole)를 거쳐 폐전체로 퍼진 공기는 허파꽈리(alveolus)에서 가스교환이 이루어진다.

1. 어근

Combining form	Anatomical team	Meaning
trache/o	trachea	기관
bronchi/o, bronch/o	bronchus	기관지
bronchiol/o	bronchiole	세기관지
pneum/o, pneumon/o **pulm/o, pulmon/o**	lung, air	폐(허파), 공기
lob.o	lobe	허파(폐)엽
alveol/o	alveolus	허파꽈리(폐포)
pleur/o	pleura	가슴막(흉막)
phren/o	diaphragm	가로막(횡경막)
pector/o, steth/o, thorac/o	chest, breast	가슴(흉부)

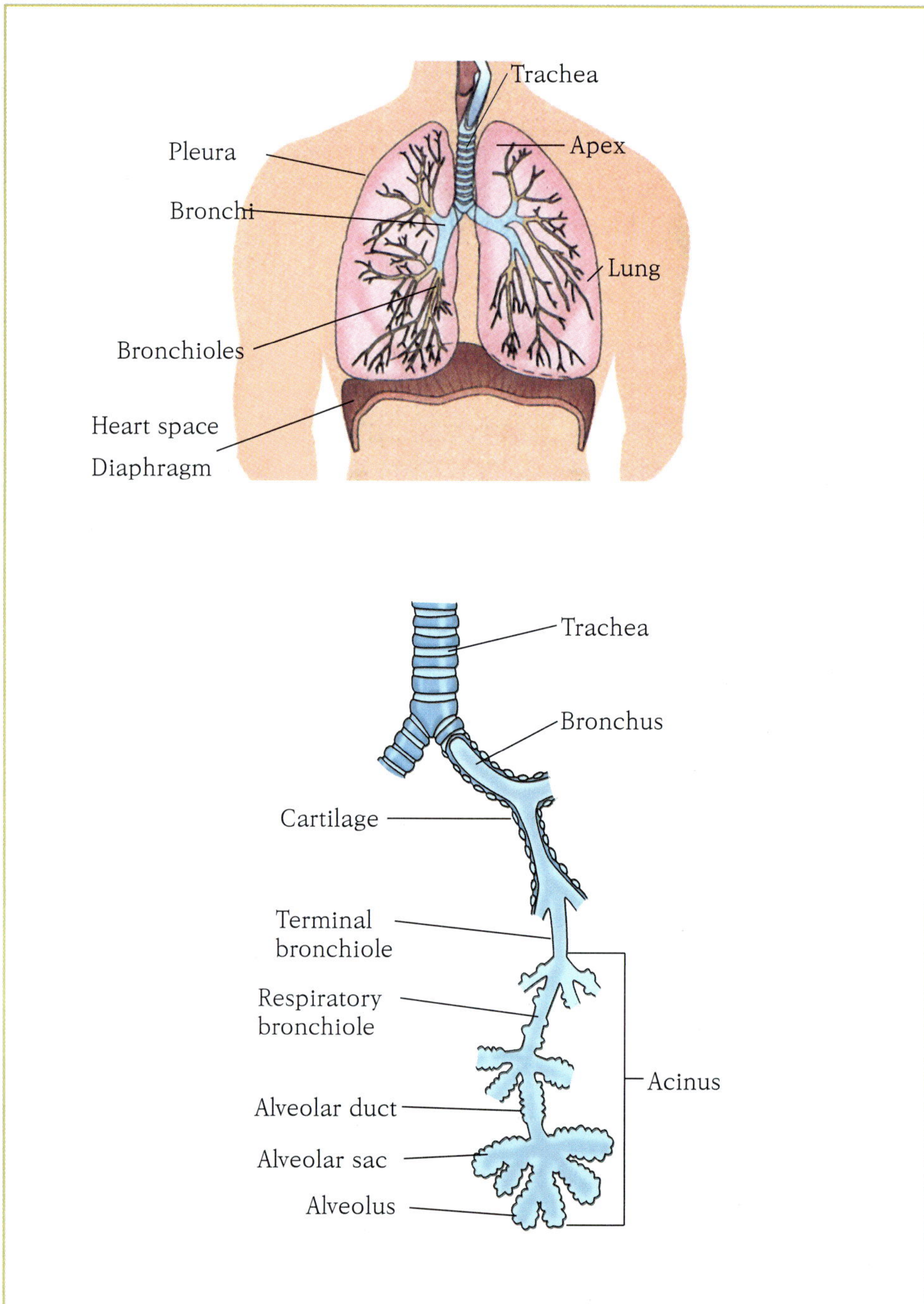

그림 2-6 The tract of trachea and lung(기관과 폐부)

2. 증상, 질병 및 치료에 관한 용어

trache/o 기관

trachegraphy	graphy 촬영법	기관조영술
tracheoscope	scope 관찰기구	기관검사경
tracheostomy	stomy 창냄, 형성술	기관창냄(형성)술
tracheotomy	tomy 절개술	기관절개술
tracheoaerocele	aerocele 공기주머니	기관기종
tracheitis	itis 염(증)	기관염
tracheoplasty	plasty 성형술	기관성형술
tracheorrhagia	rrhagia 출혈	기관출혈
tracheorrhaphy	rrhaphy 꿰맴, 봉합	기관꿰맴(봉합)술
tracheopharyngeal fistula	fistula 샛길	기관인두누공

bronch/o 기관지

bronchitis	itis 염증	기관지염
bronchoblennorrhea	blennorrhea 농루	기관지농루증
bronchocele	cele 탈출	기관지류
bronchoconstriction	constriction 수축	기관지수축
bronchodilatation	dilatation 확장	기관지확장
bronchoedema	edema 부종	기관지부종
bronchogram	gram 기록사진	기관지조영상
bronchomalacia	malacia 연화증	기관지연화증
bronchorrhagia	rrhagia 출혈	기관지출혈
bronchorrhaphy	rrhaphy 봉합	기관지봉합
bronchoscopy	scopy 관찰방법	기관지경검사
bronchospasm	spam 경련	기관지경련
bronchostenosis	stenosis 협착(증)	기관지협착(증)
bronchopneumonia	pneumonia 폐렴	기관지폐렴

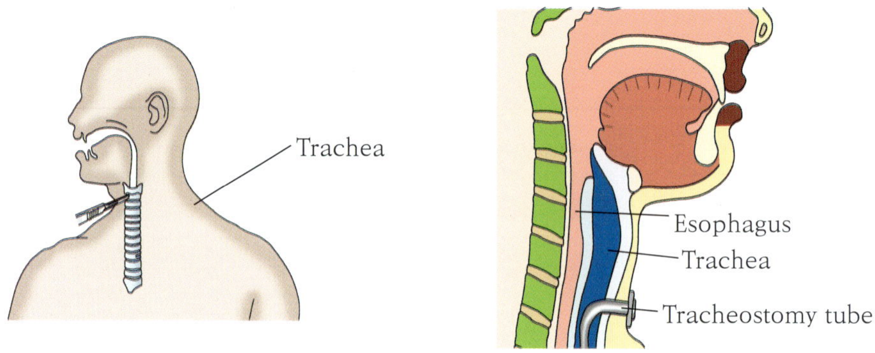

그림 2-7 Process of tracheostomy(기관창냄술 과정)

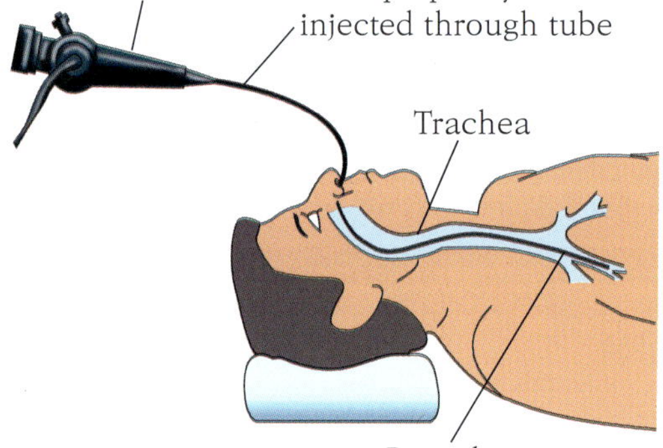

그림 2-8 Bronchoscopy(기관지경검사)

bronchi/o 기관지

bronchiectasis	ectasis 확장(증)	기관지확장증
bronchial obstruction	obstruction 막힘, 폐쇄	기관지폐쇄
bronchiolithiasis	lithiasis 돌(증)	기관지돌증

bronchiol/o 세기관지

bronchiolectasis	ectasis 확장(증)	세기관지확장증
bronchiolitis	itis 염(증)	세기관지염

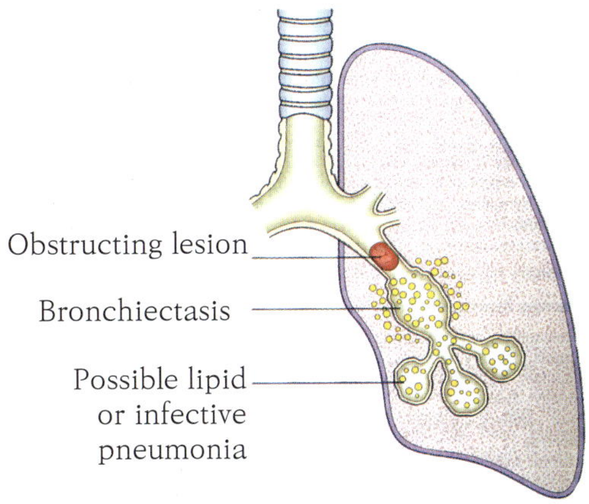

그림 2-9 Bronchial obstruction(기관지폐쇄)

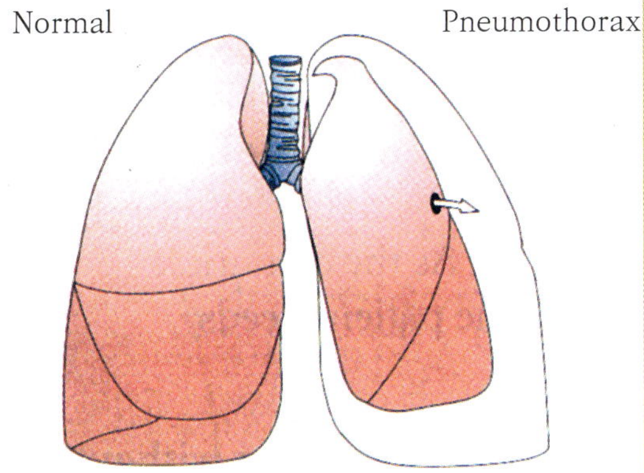

그림 2-10 Pneumothorax(공기가슴증)

pneum/o 폐

pneumochysis	chysis 수증	폐수종
pneumoconiosis	coniosis 먼지증	폐먼지증(진폐증)
pneumolithiasis	lithiasis 돌증	허파돌증
pneumolysis	lysis 박리술	폐박리술
pneumoresection	resection 절제술	폐절제술
pneumorrhagia	rrhagia 출혈	폐출혈
pneumothorax	thorax 흉곽	공기가슴증(기흉)

pneumon/o 폐

pneumonectomy	ectomy 절제술	폐절제술
pneumonedema	edema 부종	폐수(부)종
pneumonia	ia 병적상태	폐렴(허파염)
pneumonitis	itis 염(증)	폐렴(허파염)
pneumonocele	cele 탈출, 종양	폐기종(폐기류)
pneumonocentesis	centesis 천자	폐천자(허파찌름)
pneumonocirrhosis	cirrhosis 경변증	폐경변증

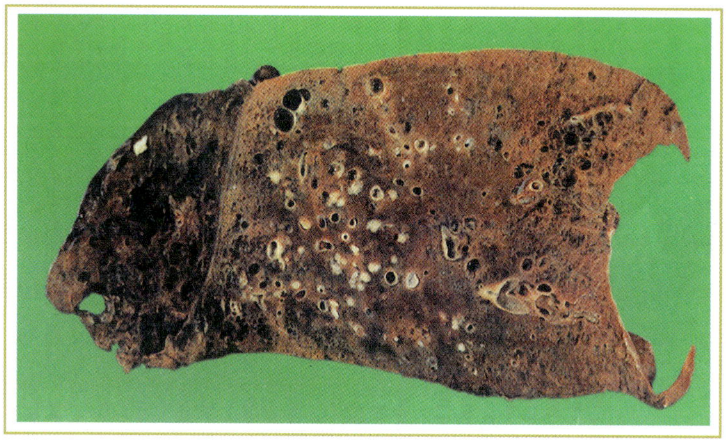

그림 2-11 Bronchopneumonia(기관지폐염)

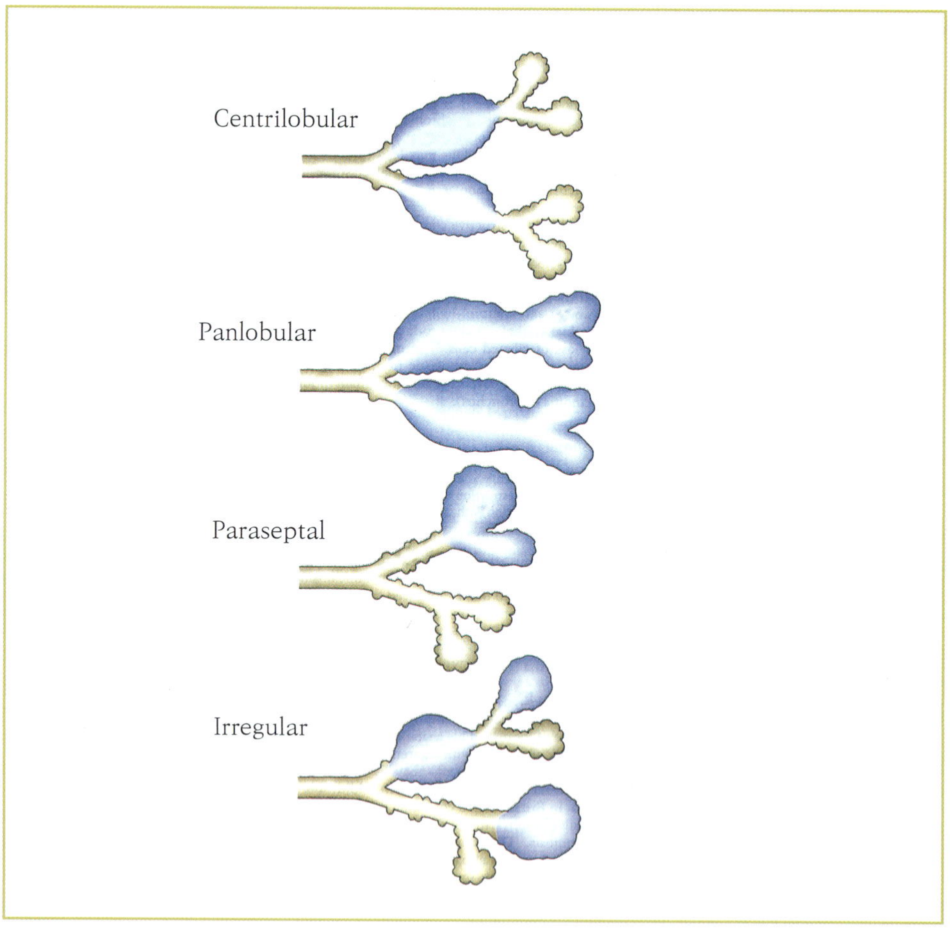

그림 2-12 Classification of emphysema(폐기종의 분류)

pneumonomycosis	mycosis 진균증	폐진균증
pneumonophthisis	phthisis 결핵	폐결핵
pneumonopexy	pexy 고정술	허파고정술
pneumonorrhaphy	rrhaphy 봉합술	폐봉합술
pneumonosis	osis 질병상태	허파질환

pulm/o 폐, 허파

pulmolith	lith 돌	허파돌
pulmometer	meter 계측기	폐활량계
pulmometry	metry 측정법	폐활량측정(법)

pulmon/o 폐, 허파

pulmonitis	itis 염(증)	폐렴
pulmonary abscess	abscess 농양	폐농양
pulmonary embolism	embolism 색전증	폐색전증(허파색전증)
pulmonary emphysema	emphysema 기종	폐기종
pulmonary edema	edema 부종	폐부종
pulmonary function test	function test 기능검사	폐기능검사
pulmonary infarction	infarction 경색	폐경색증
pulmonary tuberculosis	tuberculosis 결핵	폐결핵

lob/o 허파(폐)엽

lobitis	itis 염(증)	폐엽염
lobectomy	ectomy 절제술	엽절제술
lobotomy	tomy 절개술	엽절개술
lobule	ule 소형	소엽

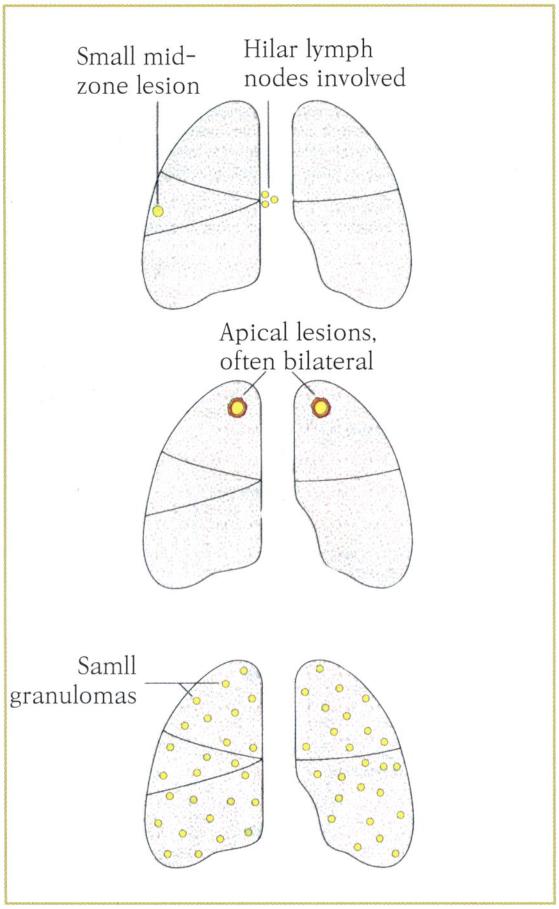

그림 2-13 Type of pulmonary tuberculosis(폐결핵 종류)

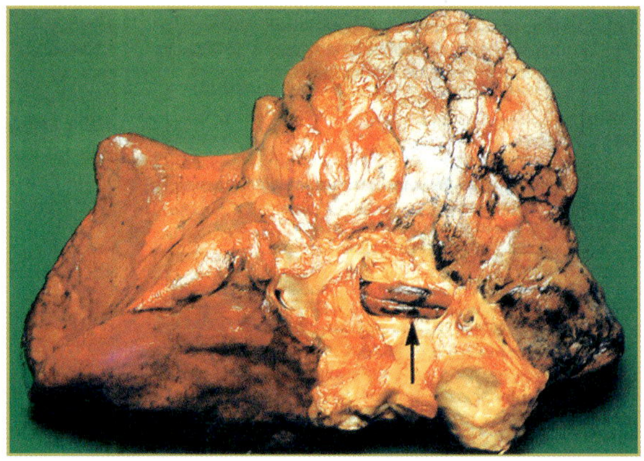

그림 2-14 Pulmonary embolism(폐색전증)

alveol/o 허파꽈리

alveolar hypoxia	hypoxia 저산소증	폐포저산소증
alveolitis	itis 염(증)	허파꽈리염(폐포염)

pleur/o 가슴막

pleuralgia	algia 통증	가슴막통증
pleurocentesis	centesis 천자	가슴막천자(흉막천자)
pleuritis	itis 염(증)	가슴막염(흉막염)
pleurisy	isy 염(증)	가슴막염(흉막염)
pleural effusion	effusion 삼출(액)	가슴막삼출액(흉수)

phren/o 가로막

phrenodynia	dynia 통(증)	가로막통
phrenoplegia	plegia 마비	가로막마비
phrenoptosis	ptosis 처짐(증)	가로(횡격)막처짐
phrenospasm	spasm 연축(경련)	가로막연축

pector/o 가슴

pectoralgia	algia 통증	가슴근통증
pectorophony	phony 소리	가슴소리

steth/o 가슴

stethemia	emia 혈액상태	폐울혈(허파울혈)
stethograph	graph 기록장치	호흡기록기
stethoscope	scope 관찰기구	청진기
stethomyitis	myitis 근염	가슴근염

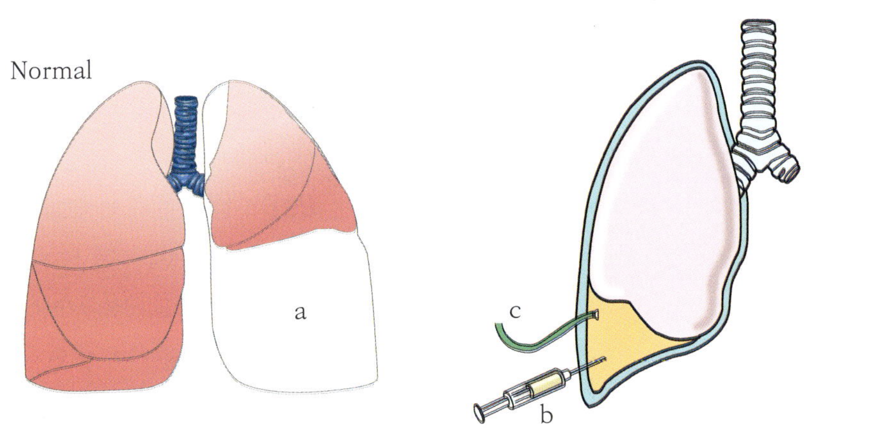

(a) Pleural effusion fluid(가슴막삼출액) (b) Thoracocentesis(가슴천자)
(c) Thoracostomy(가슴관삽입술)

그림 2-15 Procedure of pleural effusion(흉수삼출 시술방법)

stethoparalysis	paralysis 마비	가슴근마비
stethospasm	spasm 경련	가슴근육경련

thorac/o 가슴

thoracocentesis	centesis 천자	가슴천자(흉강천자)
thoracocyllosis	cyllosis 만각	가슴기형
thoracocyrtosis	cyrtosis 이상굽음(증)	가슴이상굽음(증)
thoracostomy	stomy 삽입술	가슴관삽입술
thoracotomy	tomy 절개술	가슴절개술(개흉술)
thoracodynia	dynia 통증	가슴통증
thoracoscopy	scopy 관찰법	흉강경검사
thoracostenosis	stenosis 협착증	가슴협착, 흉강협착(증)

KEY POINT

tracheoaerocele는 기관이라는 의미를 가진 연결형 용어 trache/o와 공기란 의미인 aer/o라는 연결형 용어, 그리고 주머니라는 의미의 접미사 -cele와 결합하여 이루어진 의학용어이다. 이때 trache/o 다음에 aer/o가 모음으로 시작되지만 trache/o의 연결모음 "o"가 생략되지 않는 이유는 연결형과 연결형이 결합하는 용어에서는 뒤에 오는 연결형이 모음으로 시작되어도 앞의 연결모음 "o"가 생략되지 않는 경우가 대부분이다.

또한 기관지라는 의학용어 bronchi/o는 bronchus의 복수형으로 기관지 확장증에는 보통 복수형태의 용어인 bronchiectasis로 많이 사용되고 있으며, 기관지 부종이라는 의미의 bronchoedema의 경우 연결형 bronch/o 뒤에 부종이라는 의미의 edema가 결합되지만 연결모음 "o"가 그대로 사용된다. 따라서 연결모음의 생략 유무는 관용적으로 사용되는 용어마다 차이가 있으므로 그대로 받아들여 사용하는 것이 바람직하다.

3. 주요용어설명

tracheostomy	기관개구술	공기의 통과를 촉진시키기 위해 가래 등의 분비물을 제거하기 위한 기관내 튜브 삽입 방법.
bronchiectasis	기관지확장증	기관지 이완 및 기관지벽의 파괴현상으로 기침, 객담, 객혈 유발.
bronchitis	기관지염	상기도 염증이 진전되어 기관지 점막의 분비물이 증가하고 감기에 의해 선행됨.
pneumothorax	공기가슴증	허파꽈리벽이 파괴되어 공기가 흉강에 과도하게 들어 있고 폐의 탄력성이 감소하며 gas 교환기능의 장애 초래.
pneumonia	폐렴	세균, 바이러스, 화학물질에 의한 염증으로 허파꽈리에 체액 및 경화된 조직의 파편이 형성.
pulmonary edema	폐부종	허파꽈리와 세기관지의 종창으로 허파꽈리내 및 주위에 체액이 고이는 현상.
pleuritis	가슴막염	가슴막의 염증으로 가슴막강내에 비정상적으로 농양 및 혈액성 체액이 고여 가슴통증과 호흡곤란을 유발.
thoracocentesis	흉강천자	가슴막삼출액을 빼내기 위해 늑골사이로 가슴막강에 바늘이나 튜브를 삽입하는 방법.

IV. 기타 관련 용어

1. 어 근

Combining form	Anatomical team	Meaning
asthm/o	asthma	천식
osm/o	smell	냄새(후각)
phon/o	voice	음성
spir/o, pnea	breathing	호흡
pneumat/o	air, gas	공기, 가스
coni/o	dust	먼지
ox/o	oxygen	산소
ptysis	spitting	토출
staxis	to drip	낙저, 출혈

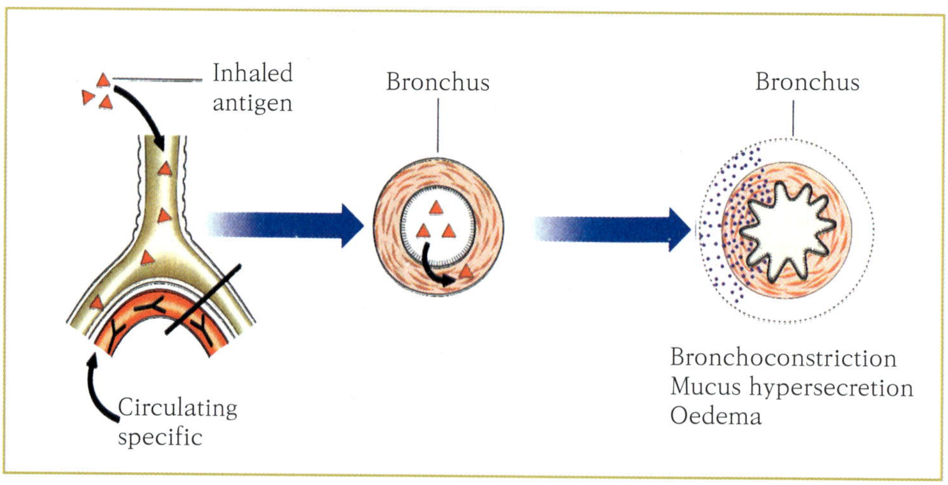

그림 2-16 Pathogenesis of allergic asthma(알레르기성 천식의 발생기전)

2. 증상, 질병 및 치료에 관한 용어

asthm/o 천식

allergic asthma	allergic 알레르기-	알레르기천식
asthmogenic	genic 발생-	천식발현-
bronchial asthma	bronchial 기관지-	기관지천식
dust asthma	dust 먼지	먼지천식
asthmatic crisis	crisis 발작	천식발작
asthmatic cough	cough 기침	천식기침

osm/o 냄새(후각)

anosmia	an ~이 없는	후각상실증
osmophobia	phobia 공포(증)	냄새공포증

phon/o 음성

phonasthenia	asthenia 무력증	음성쇠약증
dysphonia	dys 나쁜, 어려운	발성장애
phonology	logy 학문	음성학
phonopathy	pathy 병증	발성이상

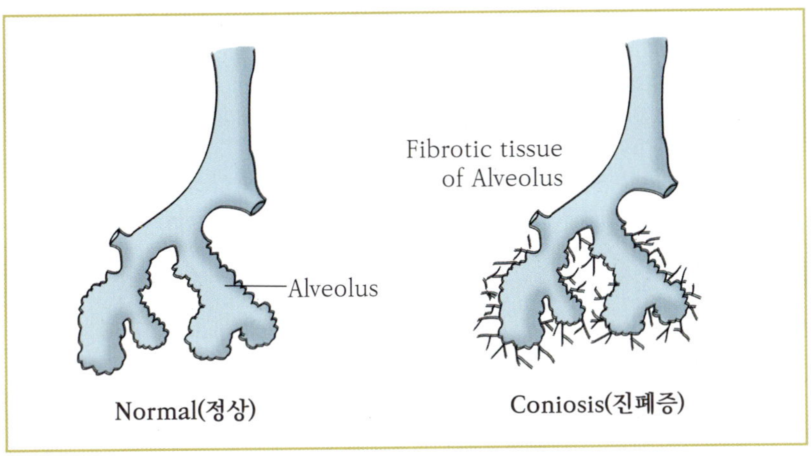

그림 2-17 Fibrotic tissue due to coniosis(진폐증으로 인한 조직의 섬유화)

spir/o 호흡

spirography	graphy 기록법	호흡(운동)기록법
spirogram	gram 기록표	호흡곡선
spiroindex	index 지수, 지표	호흡지수
spirometer	meter 측정계	폐활량계

pnea 호흡

eupnea	eu 좋은, 정상	정상호흡
dyspnea	dys 나쁜, 어려운	호흡곤란
apnea	a ~이 없는	무호흡
orthopnea	ortho 똑바로	앉아숨쉬기(좌위호흡)

pneumat/o 공기, 가스

pneumatocele	cele 탈출,종류	공기낭종(기종)
pneumatography	graphy 기록법	호흡량기록법
pneumatosis	sis 병적상태	공기증(기종)
pneumatotherapy	therapy 치료	공기요법

coni/o 먼지

coniofibrosis	fibrosis 섬유증	먼지섬유증
coniosis	osis 병적상태	진폐증

ox/o 산소

hypoxemia	emia 혈액상태	저산소혈증
hypoxia	hypo 정상이하	저산소증

ptysis 토출

	hemoptysis	hemo 피, 혈액	객혈

staxis 출혈

	epistaxis	epi 상부	코피

KEY POINT

알레르기성 천식의 의미를 가지고 있는 allergic asthma와 기관지천식의 의미인 bronchial asthma 등과 같이 연결형의 asthm/o에서 asthma로 사용되는 것은 명사형 형태의 접미사인 "-a"가 연결형 형태의 asthm/o와 결합하여 이루어진 용어이다. 또한 asthmatic crisis와 asthmatic cough에서 asthmatic은 천식의 증상을 나타내는 의미로 사용된다.

3. 주요용어설명

asthma	천식	기관지의 경련 또는 점막의 종창에 의한 폐쇄성 폐질환으로 발작적 천명, 호흡곤란, 기침 유발.
apnea	무호흡	수면 중 일시적으로 숨을 쉬지 않는 상태
coniosis	진폐증	먼지, 탄분 등이 폐에 침착되어 생긴 만성 폐질환으로 만성염증, 기관지염 등을 동반.
hypoxia	저산소증	조직의 세포에 산소가 부족한 상태.

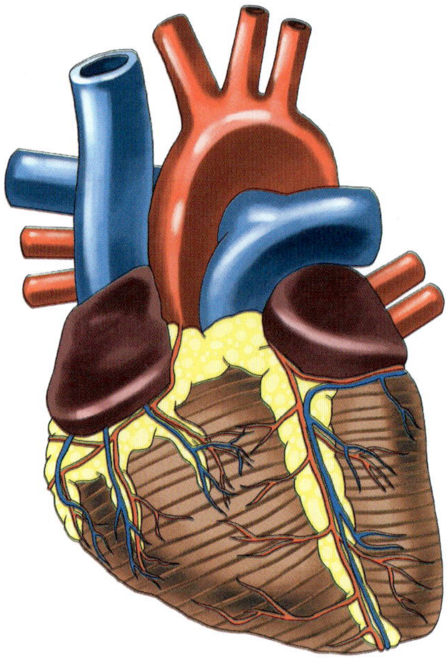

CHAPTER 2-3

심장혈관계통 (Cardiovascular System)

심장혈관계통은 심장과 혈관으로 구성되어 있고, 혈액량을 조절하여 혈액을 인체의 세포로 운반하게 되며, 그의 기능으로는 영양분을 흡수 및 산소를 수송하고 노폐물을 배설하는데 관여하게 된다. 심장은 근육성 펌프로 이루어져 있어 혈액속에 있는 영양분, 산소, 호르몬 등을 동맥과 모세혈관을 통하여 각 장기 및 조직으로 보내게 되며, 각 장기에서 발생된 노폐물 및 이산화탄소 등을 정맥을 통하여 받아들인 후, 이를 폐로 보내어 가스교환을 이루어지게 한다.

학습목표

- 심장혈관계통과 관련된 기본적인 해부학적 용어 및 기능을 익히게 된다.
- 심장혈관계통에 이용되는 연결형 용어를 학습하게 된다.
- 심장 및 혈관계통과 관련된 증상, 질병, 치료에 관한 용어를 분석하여 그의 의미를 이해하도록 한다.
- 심장 혈관계통과 관련하여 사용되는 연결형, 접두사, 접미사에 관한 용어와 의미를 분석하게 된다.

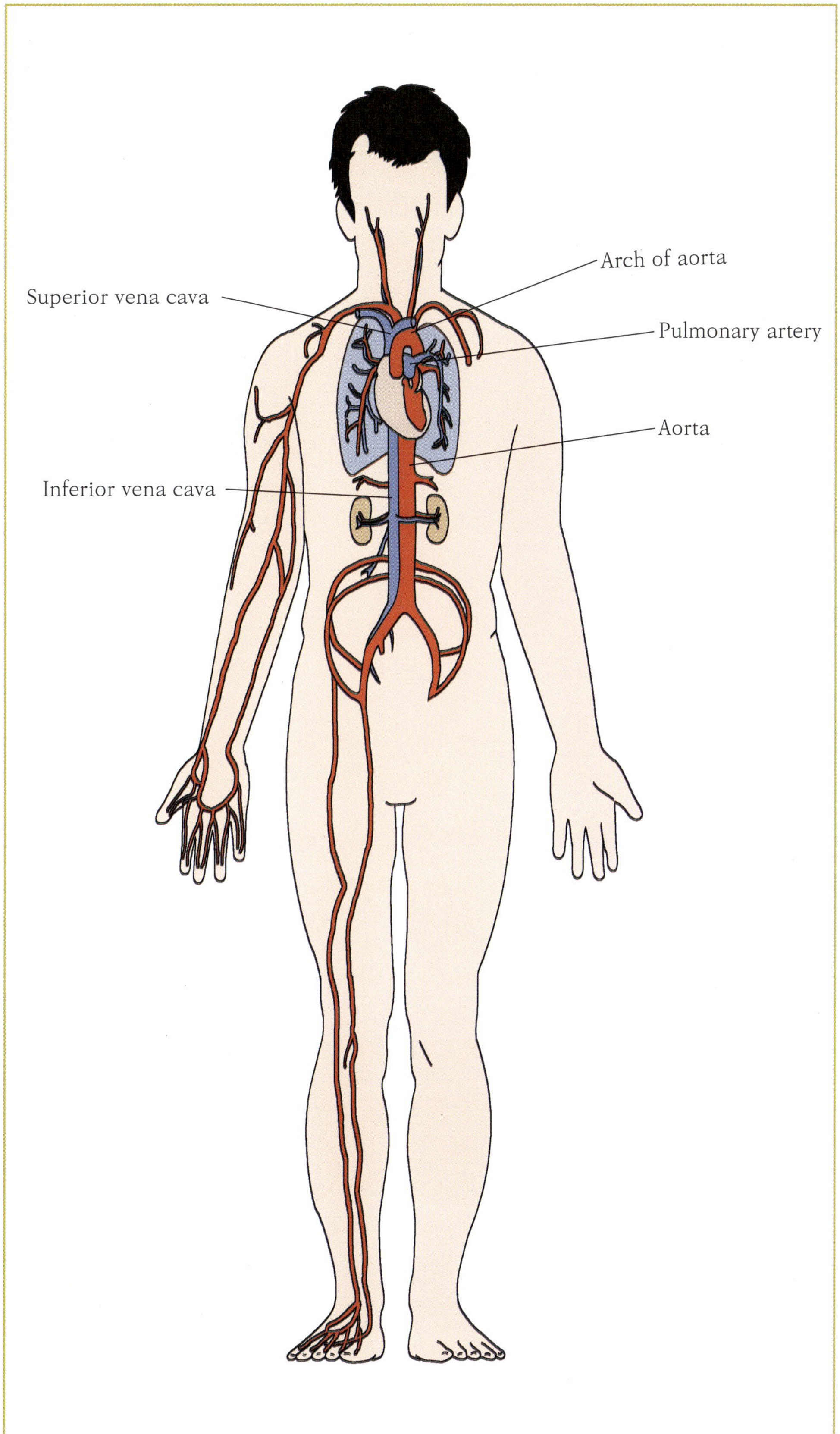

그림 3-1 Cardiovascular system(심장혈관계통)

Ⅰ. 심장(Heart)

심장은 흉강내 복장뼈(sternum) 뒤 중앙에서 왼쪽으로 치우쳐 있고, 심장막으로 싸여 있으며, 2개의 심방(atrium)과 2개의 심실(ventricle)로 구성되어 있다. 심장은 우심방을 통하여 들어온 이산화탄소가 많은 혈액에서 폐순환 시 가스교환을 통하여 산소가 풍부해진 혈액을 좌심방을 통하여 받아들인 후 좌심실로 거쳐 전신으로 내보내는 기능을 하게 된다.

1. 어 근

Combining form	Anatomical team	Meaning
cardi/o	heart	심장
atri/o	atrium	심방
ventricul/o	ventricle	심실

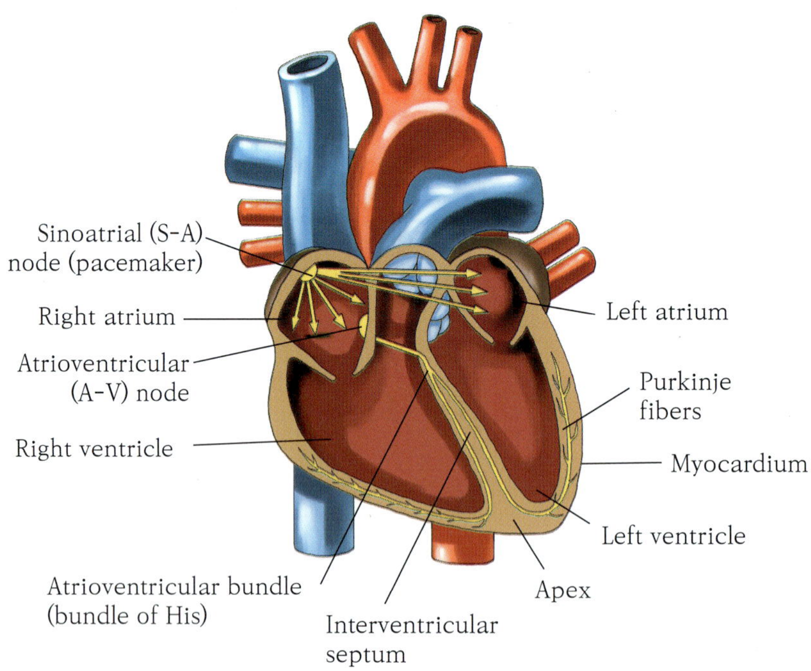

그림 3-2 Structures of the heart(심장구조)

2. 증상, 질병 및 치료에 관한 용어

cardi/o 심장

cardiodynia	dynia 통증	심장통증
cardioangiography	angiography 혈관조영술	심혈관조영술
cardiogram	gram 그림	심장도
cardiomegaly	megaly 비대, 확대	심장비대
cardiopathy	pathy 병, 질환	심장병증
cardioplegia	plegia 마비	심장마비
cardioptosis	ptosis 처짐(증)	심장처짐(증)
cardiopulmonary arrest	arrest 멈춤	심폐정지
cardiosclerosis	sclerosis 경화(증)	심장경화증

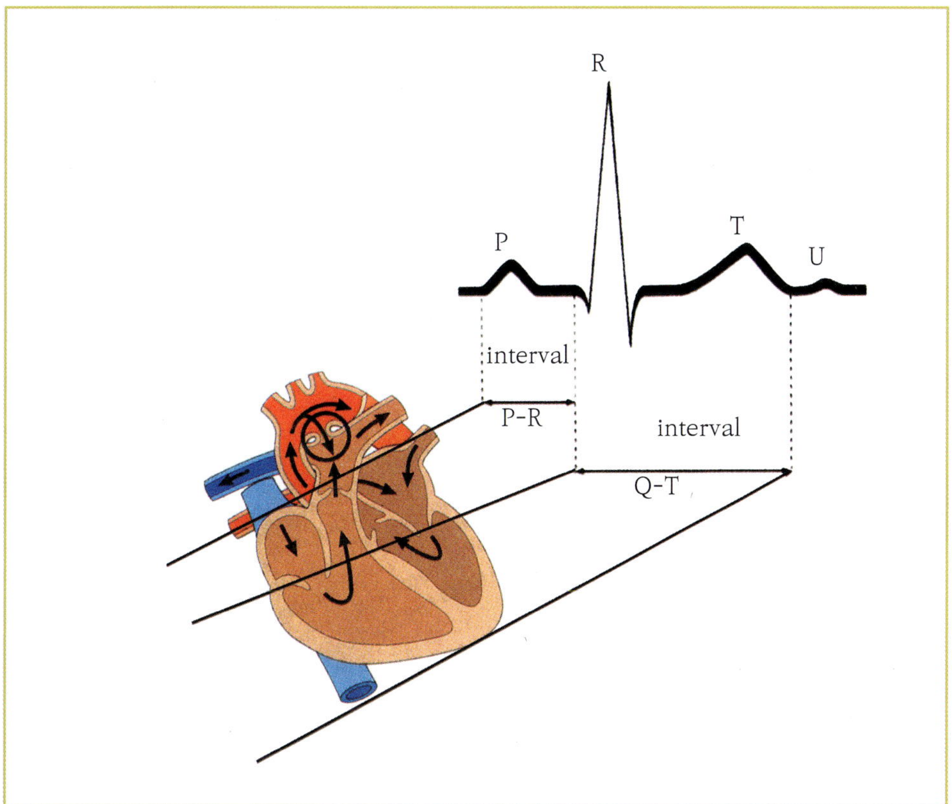

그림 3-3 Electrocardiogram(심전도)

cardiostenosis	stenosis 협착(증)	심장협착증
cardiotachometry	tachometry 속도측정법	심장박동측정법
cardiotherapy	therapy 치료	심장병치료
cardiovalvulitis	valvulitis 판막염	심장판막염
cardiovalvulotomy	valvulotomy 판막절개술	심장판막절개술
cardioversion	version 전환	심장율동전환
myocardial infarction	infarction 경색증	심근경색증

atri/o 심방

atriomegaly	megaly 비대, 확대	심방비대
atrioseptopexy	septopexy 사이막고정술	심방사이막고정술
atrioseptoplasty	plasty 성형술	심방사이막성형술
atriostenosis	stenosis 협착(증)	심방협착

ventricul/o 심실

ventricular enlargement	enlargement 확장	심실확장
ventricular flutter	flutter 떨림	심실된떨림(심실조동)
ventricular hypertrophy	hypertrophy 비대	심실비대
ventricular septal defect	defect 결손	심실사이막결손
ventriculotomy	tomy 절개술	심실절개술

KEY POINT

심혈관조영술이라는 의미를 가지고 있는 cardioangiography는 심장이라는 연결형 용어 cardi/o와 혈관의 의미인 연결형 용어 angi/o 및 촬영술의 의미를 가지고 있는 접미사 -graphy가 서로 결합하여 이루어진 의학용어이다. 이때 -graphy가 조영술의 의미를 갖는 것은 심혈관을 촬영할 때는 심장과 혈관을 잘볼 수 있는 조영제라는 특수 약품을 사용하여야 하기 때문이다.

3. 주요용어설명

cardioangiography	심혈관조영술	방사선 불투과 물질인 조영제를 이용하여 심장과 혈관을 촬영하는 방법.
cardiostenosis	심장협착증	관상동맥이 좁아져 심근에 산화혈액이 일시적으로 소실됨으로서 흉통을 유발.
electrocardiogram	심전도	심장의 전기적 활동상태를 나타내는 심장의 전기적 그림.
myocardial infarction	심근경색증	심장에 피를 공급하는 혈관이 막혀서 그 동맥에 의해 영양분을 공급받는 부위가 괴사에 빠지는 것.

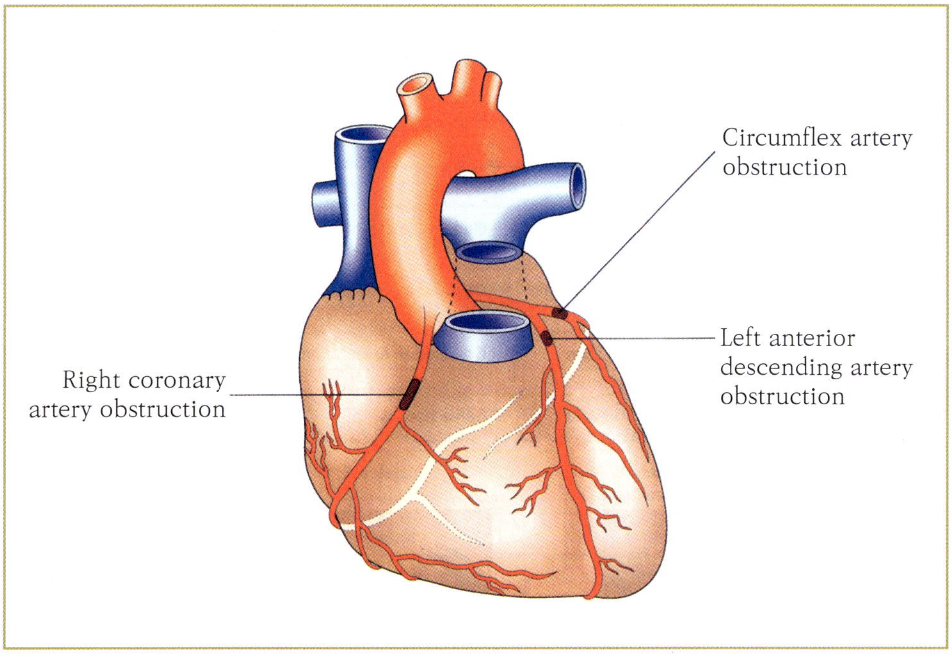

그림 3-4 Myocardial infarction(심근경색증)

II. 혈관(Blood Vessel)

혈관은 혈액을 운반하는 통로로서 동맥(artery), 정맥(vein), 세동맥(arteriole), 세정맥(venule), 모세혈관(capillary)으로 분류하며, 심장에서 영양분을 전달하기 위하여 인체 각 장기의 말초부위로 가는 혈관을 동맥이라고 하고, 반대로 각 기관에서 순환한 후 심장으로 혈액을 보내는 혈관을 정맥이라고 한다.

1. 어근

Combining form	Anatomical team	Meaning
angi/, angi/o, hemangi/o **vas/o, vascul/o**	vessel	혈관
aort/o	aorta	대동맥
arteri/o	artery	동맥
arteriol/o	arteriole	세동맥
phleb/o, ven/o	vein	정맥
venul/o	venule	세정맥

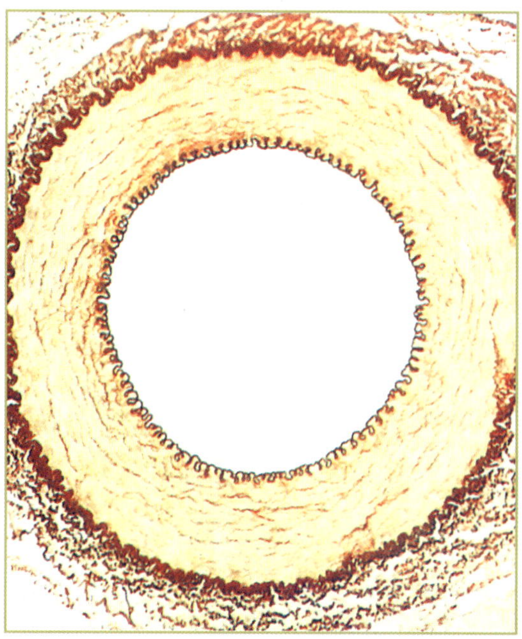

그림 3-5 Structure of blood vessel(혈관구조)

2. 증상, 질병 및 치료에 관한 용어

angi/ 혈관

angiasthenia	asthenia 무력(증)	혈관무력증
angiectasia	ectasia 확장(증)	혈관확장증

angi/o 혈관

angiodysplasia	dysplasia 형성이상	혈관형성이상
angioedema	edema 부종	혈관부종
angiofibroma	fibroma 섬유종	혈관섬유종
angiography	graphy 촬영법	혈관조영술
angiolipoma	lipoma 지방종	혈관지방종
angioplasty	plasty 성형술	혈관성형술
angiosarcoma	sarcoma 육종	혈관육종
angiosclerosis	sclerosis 경화	혈관경화

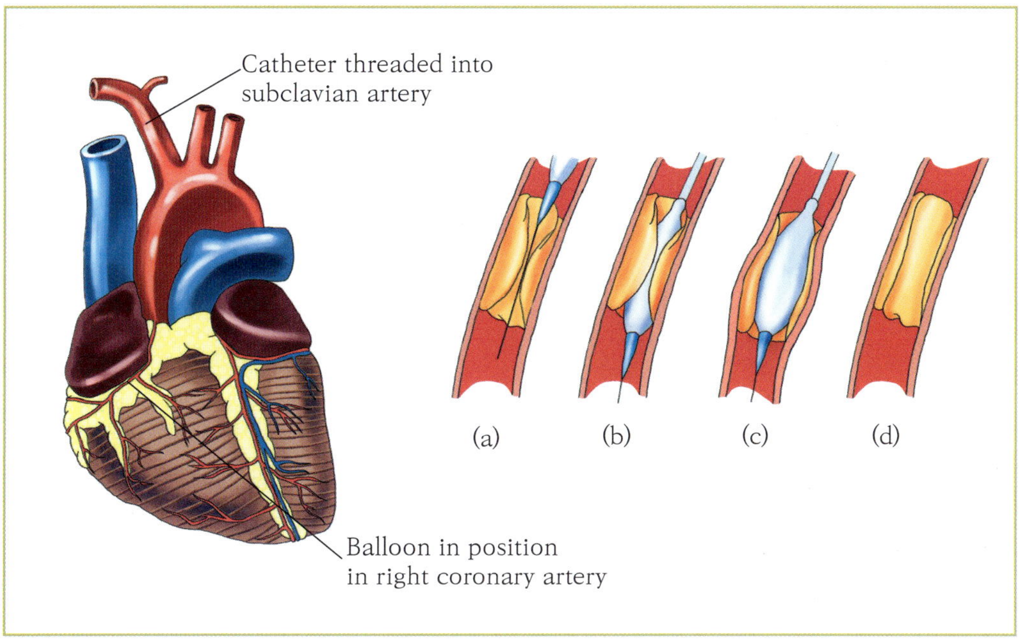

그림 3-6 Balloon angioplasty(풍선혈관 성형술)

hemangi/o 혈관

hemangiectasis	ectasis 확장(증)	혈관확장
hemangioblastoma	blastoma 모세포종	혈관모세포종
hemangioma	oma 종양	혈관종

vas/o 혈관

vasoconstriction	constriction 수축	혈관수축
vasodepression	depression 억제, 저하	혈관운동억제
vasodilatation	dilatation 확장	혈관확장
vasospasm	spasm 연축	혈관연축(혈관경련)

vascul/o 혈관

vasculitis	itis 염(증)	혈관염
vasculopathy	pathy 병적상태	혈관병증

aort/o 대동맥

aortopathy	pathy 병, 질환	대동맥증
aortorrhaphy	rrhaphy 봉합술	대동맥봉합술
aortic anerysm	anerysm 동맥자루	대동맥자루
aortic regurgitation	regurgitation 역류	대동맥판역류
aortic stenosis	stenosis 협착(증)	대동맥협착(증)

arteri/o 동맥

arterioectasis	ectasis 확장(증)	동맥확장증
arteriography	graphy 촬영법	동맥조영술
arteriomalacia	malacia 연화(증)	동맥연화증
arterionecrosis	necrosis 괴사	동맥괴사

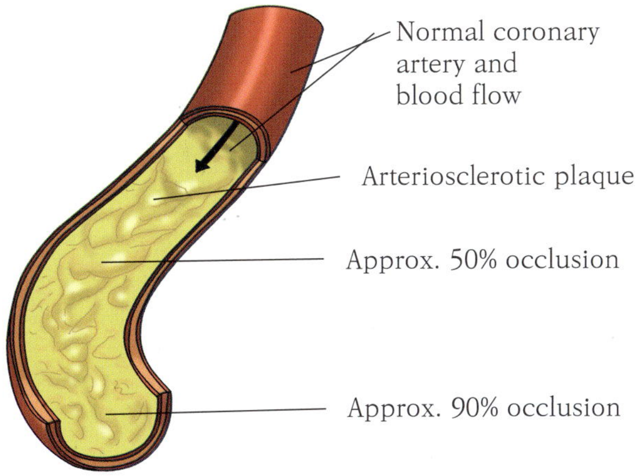

그림 3-7 Arteriosclerosis(동맥경화)

arteriorrhaphy	rrhaphy 봉합, 꿰맴	동맥꿰맴(봉합)술
arteriorrhexis	rrhexis 파열	동맥열
arteriosclerosis	sclerosis 경화(증)	동맥경화증
arteriostenosis	stenosis 협착(증)	동맥협착증
arteriotomy	tomy 절개(술)	동맥절개(술)

arteriol/o 세동맥

arteriolitis	itis 염(증)	세동맥염
arteriolonecrosis	necrosis 괴사	세동맥괴사

phleb/o 정맥

phlebitis	itis 염(증)	정맥염
phlebography	graphy 촬영법	정맥조영술
phlebolith	lith 돌	정맥돌
phleboplasty	plasty 성형술	정맥성형술
phleborrhagia	rrhagia 출혈	정맥성출혈
phlebothrombosis	thrombosis 혈전(증)	정맥혈전증

ven/o 정맥

venectasia	ectasia 확장(증)	정맥확장증
venoclysis	clysis 주액, 관장	정맥주사
venogram	gram 기록지, 그림	정맥조영사진
venorrhaphy	rrhaphy 꿰맴, 봉합	정맥꿰맴술
venosclerosis	sclerosis 경화(증)	정맥경화증
venostasis	stasis 정지	정맥울혈
venous edema	edema 부종	정맥부종

venul/o 세정맥

venulitis	itis 염(증)	세정맥염

KEY POINT

동맥확장증의 의미를 가지고 있는 arterioectasis는 동맥의 의미인 연결형 용어 arteri/o와 확장증의 의미를 가지고 있는 접미사 -ectasis와 결합된 용어이다. 이때 모음으로 시작되는 접미사 -ectasis앞의 연결형 용어 arteri/o의 결합모음 "o"가 생략되지 않는다. 이와 같이 연결형 다음에 모음으로 시작되는 접미사가 결합된 경우 연결형 모음이 생략되지 않고 사용되는 용어도 있다. 하지만 정맥확장증의 의미인 venectasis 경우는 정맥이라는 연결형 ven/o 다음에 모음으로 시작되는 접미사 -ectasis가 오게 되므로 연결모음 "o"를 생략하여 사용하게 된다.

3. 주요용어설명

angioedema	혈관부종	모세혈관의 확장과 투과성 항진에 의해 일어나는 국한성부종.
hemangioma	혈관종	신생 혈관으로 된 혈관의 양성종양.
arteriosclerosis	동맥경화증	동맥벽의 비후와 탄력상실로 동맥직경이 좁아지는 현상으로 심근, 뇌, 하지 국소빈혈의 주요한 요인이 됨.

III. 기타 관련 용어

1. 어근

Combining form	Anatomical team	Meaning
aneurysm/o	twisted artery	자루(동맥자루)
ather/o	buildup of fat	죽종(粥腫)
cyan/o	blue	푸른
embol/o	foreign object clot	색전
isch/o	local deficiency	국소결핍
necr/o	dead	괴사
scler/o	hard	경화
sphygm/o	pulse	맥박
thromb/o	blood clot	응혈
varic/o	twisted vein	정맥류
infarction	localized area necrosis	경색
obstruction	process closing off	막힘(폐쇄)과정
occlusion	closing off	막힘(폐색)
rhythm	rhythm	리듬

2. 증상, 질병 및 치료에 관한 용어

aneurysm/o

자루(동맥자루)

aneurysmectomy	ectomy 절제	동맥류절제술
aneurysmoplasty	plasty 성형술	동맥류성형술
aneurysmorrhaphy	rrhaphy 봉합술	동맥류꿰맴술

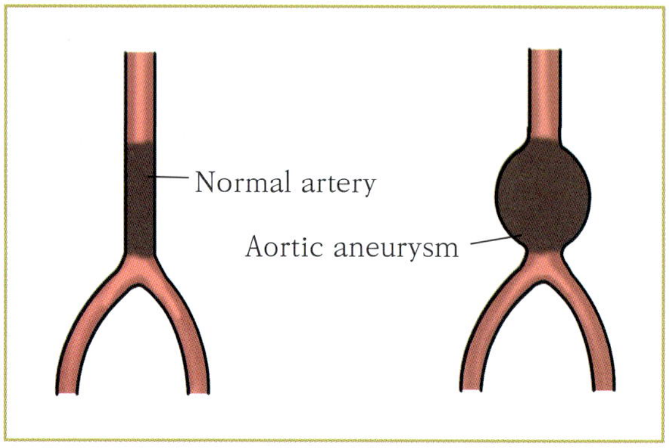

그림 3-8 Aneurysm(동맥자루)

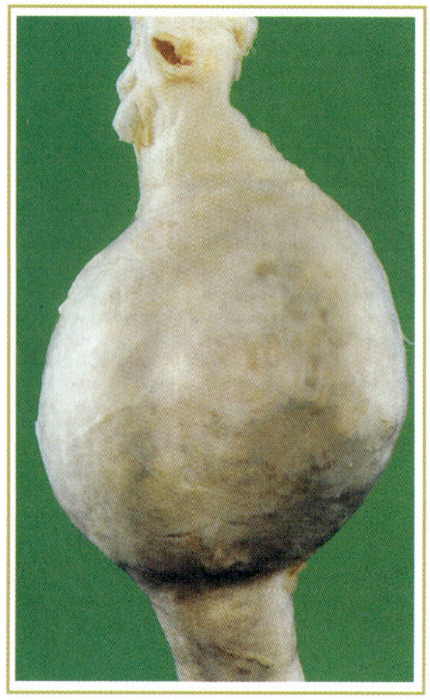

그림 3-9 Abdominal aortic aneurysm(복대동맥자루)

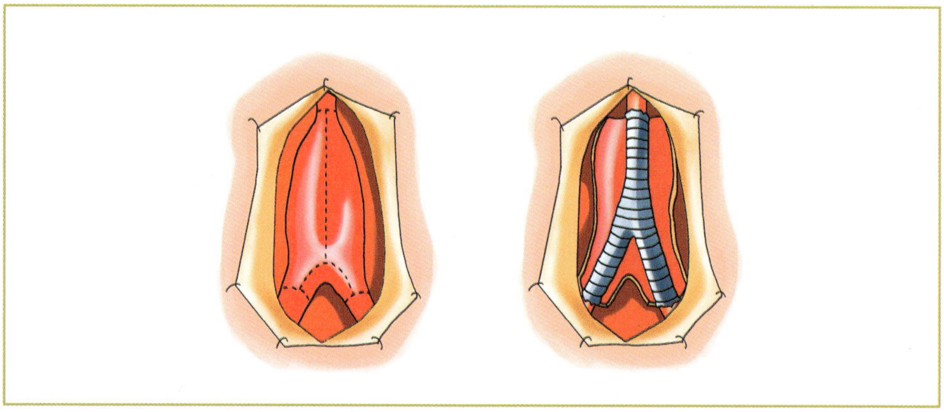

그림 3-10 Surgical repair of an abdominal aneurysm(복부동맥자루 재생술)

ather/o 죽종

atherectomy	ectomy 절제	죽상제거술
atheroembolism	embolism 색전증	죽상색전증
atheroma	oma 종양	죽종
atheromatosis	matosis 병적상태	죽종증
atheronecrosis	necrosis 괴사	죽상괴사
athersclerosis	sclerosis 경화(증)	죽경화증
atheromatous plaque	plaque 판, 플라크	죽상판

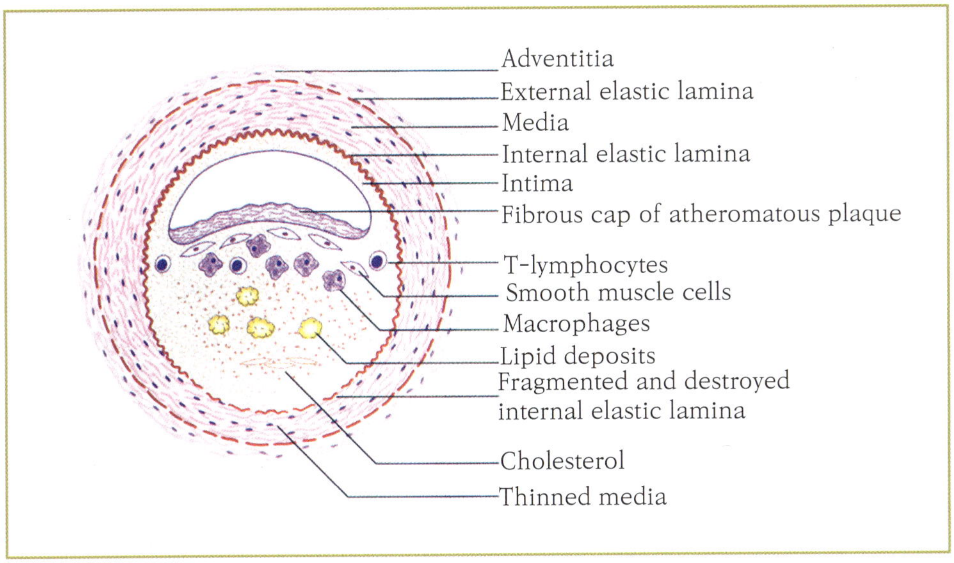

그림 3-11 Atheromatous plaque(죽상판)

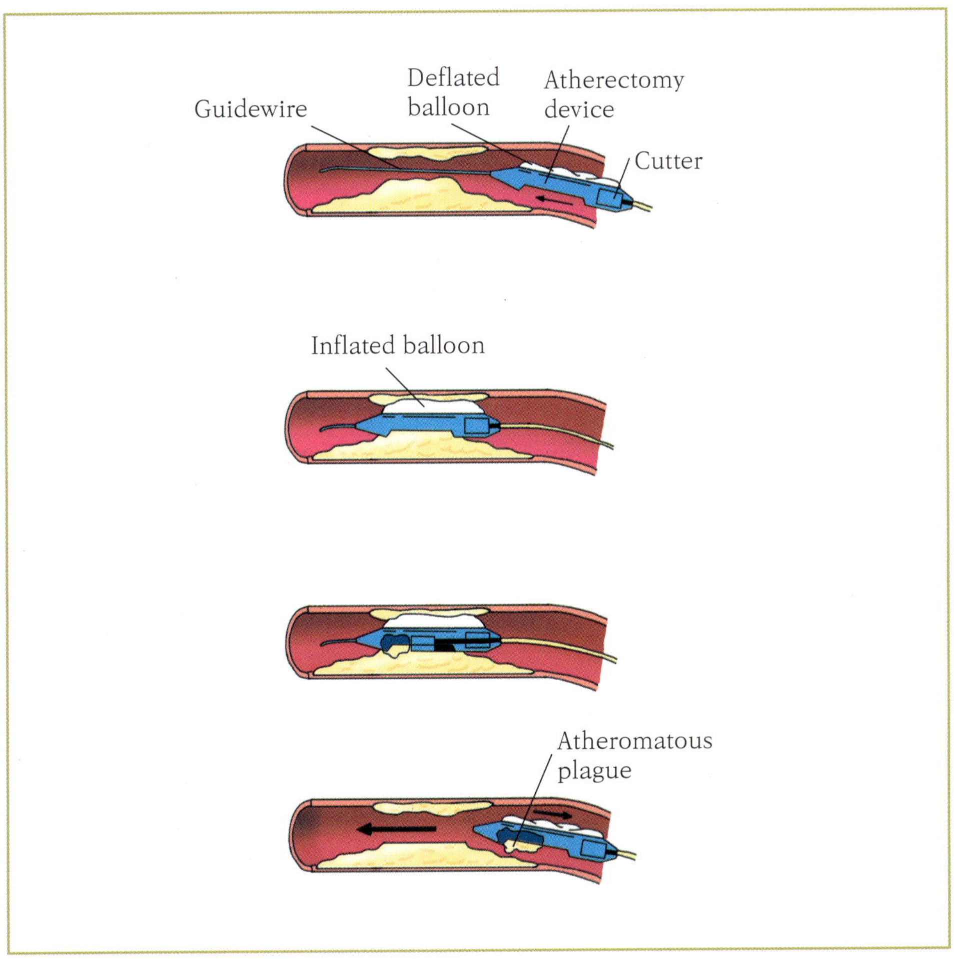

그림 3-12 Coronary atherectomy(죽상 제거시술 과정)

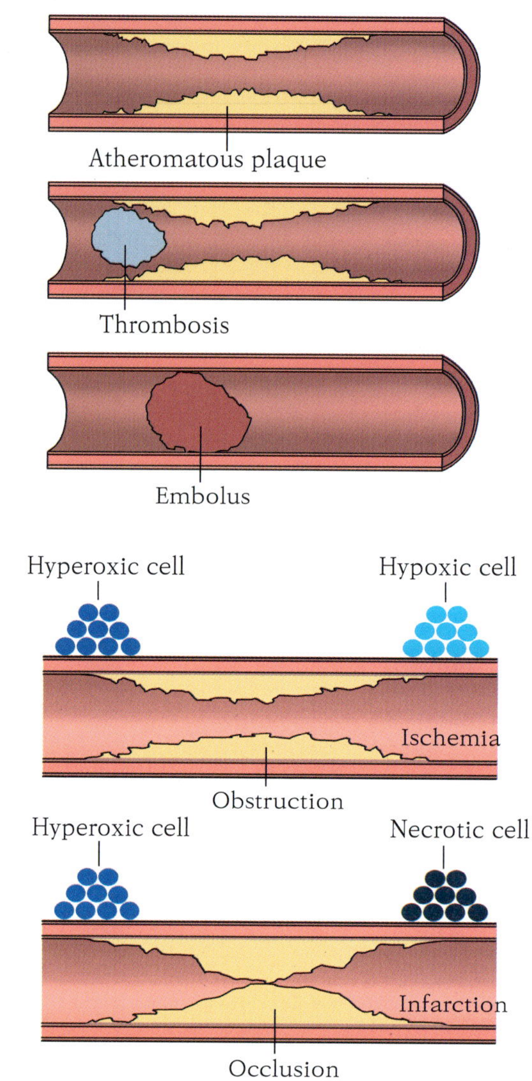

그림 3-13 Obstruction and occlusion of blood vessel(혈관의 폐쇄와 폐색)

cyan/o 푸른

cyanosis	sis 병적상태	청색증
cyanotic atrophy	atrophy 위축	청색증위축

embol/o 색전

embolism	ism 병적상태	색전증

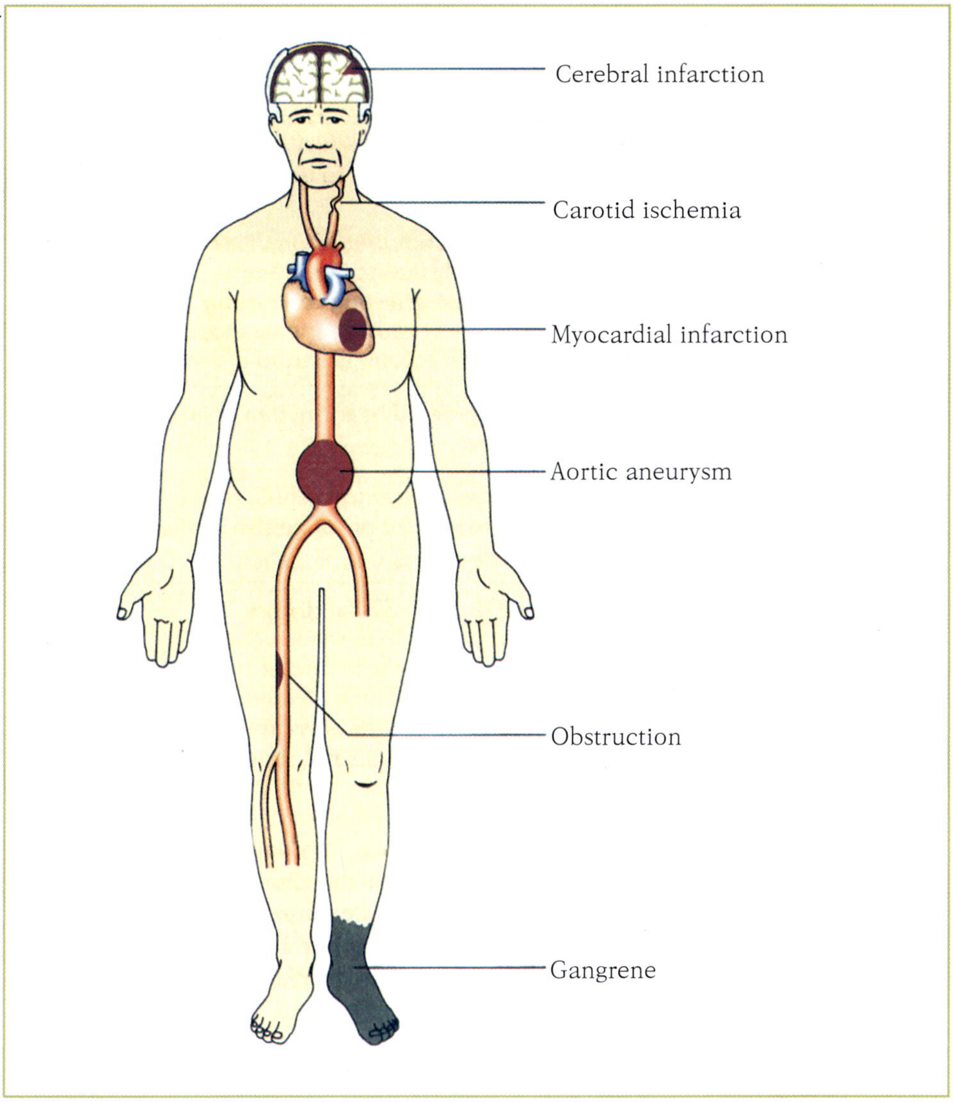

그림 3-14 Complication due to atherosclerosis(국상경화증으로 인한 합병증)

isch/o 국소결핍

ischemia	emia 혈액상태	국소빈혈

necr/o 괴사

necrosis	osis 상태	괴사
ischemic necrosis	ischemic 허혈-	허혈성괴사

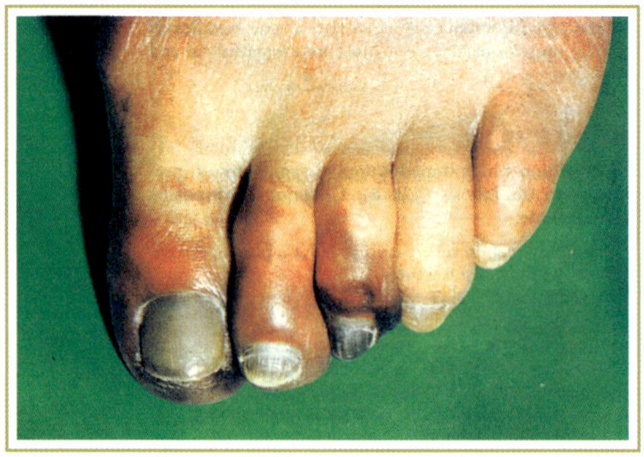

그림 3-15 Buerger's disease(버거스 질환)

scler/o 경화

arteriolosclerosis	arteriolo 세동맥	세동맥경화증
phlebosclerosis	phlebo 정맥	정맥경화증

sphygm/o 맥박

sphygmomanometer	manometer 압력계	혈압계
sphygmopalpation	palpation 촉진	맥박촉진

thromb/o 혈전

thrombocyst	cyst 낭종	혈전낭
thromboembolism	embolism 색전	혈전색전증
thrombogenesis	genesis 형성	혈전생성
thrombosis	sis 병적상태	혈전증
thrombolysis	lysis 용해	혈전용해

varic/o 정맥류

varicocele	cele 탈출, 종류	덩굴정맥류
varicosis	sis 병적상태	정맥류증
varicotomy	tomy 절개술	정맥류절개술

infarction 경색

myocardial infarction	myocardial 심근-	심근경색

obstruction 폐쇄

ateriolobstruction	ateriol 세동맥	세동맥폐쇄

occlusion 폐색

occlusive meningitis	meningitis 수막염	폐색수막염
coronary occlusion	coronary 관상-	관상동맥폐색

rhythm

arrhythmia	ia 병적상태	부정맥

KEY POINT

폐쇄의 의미를 가지고 있는 obstruction과 폐색의 의미를 가지고 있는 occlusion의 두가지 용어의 차이는 obstruction은 막혀가는 과정을 말하는 것이며, occlusion은 완전히 막힌 상태를 말한다.

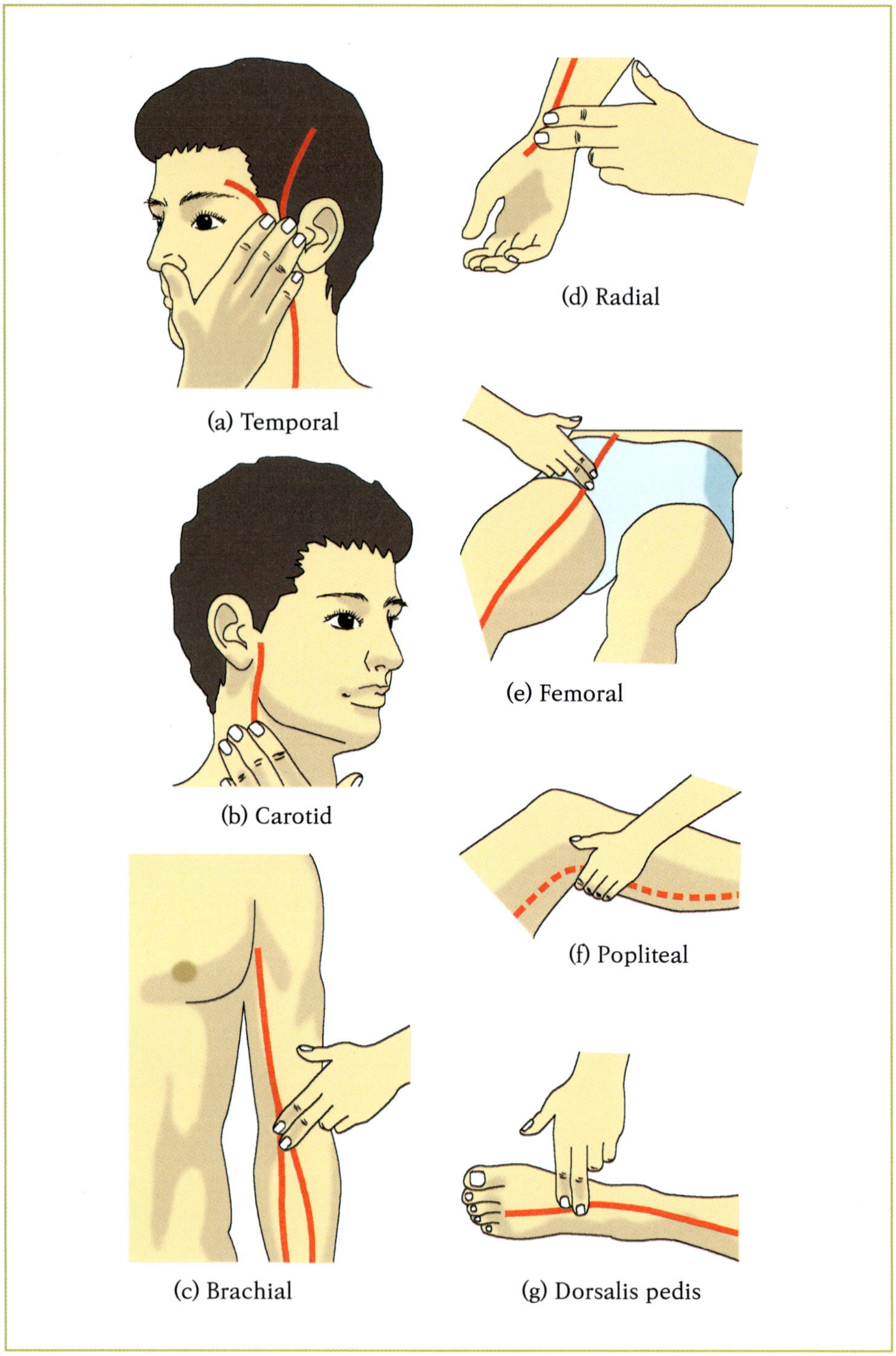

그림 3-16 Pulse points of the body(인체의 맥박위치)

3. 주요용어설명

aneurysm	동맥자루	동맥벽이 확대, 이완되어 심장, 대동맥, 동맥벽이 부풀어 오른 상태.
cyanosis	청색증	혈액내 산소의 부족으로 인하여 피부색이 파랗게 변하는 현상.
embolism	색전증	혈류에 지방, 이물질 등에 의하여 혈관이 폐쇄되는 현상.
ischemia	국소빈혈	혈관 수축 또는 폐색으로 인한 조직에 혈류가 감소되는 상태.
thrombosis	혈전증	혈전에 의하여 혈관이 폐쇄되는 현상.
myocardial infarction	심근경색	관상동맥의 폐쇄로 인해 혈액공급이 차단되어 심근괴사가 일어나는 현상.
arrhythmia	부정맥	심장박동의 비정상적인 율동으로 심장 블록, 조동, 세동 등의 현상이 나타남.

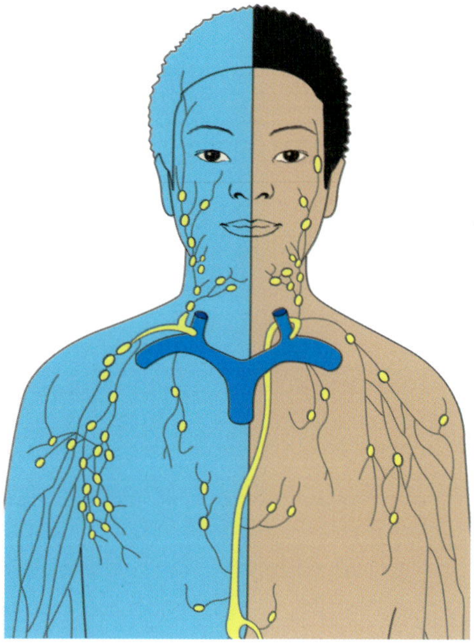

CHAPTER 2-4

혈액과 림프계통 (Blood and Lymphatic System)

혈액은 우리 인체 각 기관에 필요한 영양분과 호르몬을 공급하고 발생된 노폐물을 운반하며 체온유지 등에 관여하는 기능을 한다. 림프계통은 림프조직과 림프기관들로 구성되어 있으며, 외부에서 침투한 항원의 자극에 면역기능을 일으켜 생체를 방어하는데 관여한다.

학습목표

- 혈액과 림프의 구성요소에 대하여 공부하게 된다.
- 혈액과 림프의 기능에 대하여 이해하게 한다.
- 혈액과 림프에 사용되는 연결형을 학습하게 된다.
- 혈액과 림프의 병리적 증상, 질병, 치료에 관한 용어를 분석하여 그의 의미를 이해하도록 한다.
- 혈액과 림프와 관련하여 사용되는 연결형, 접두사, 접미사 그리고 그에 대한 용어 및 의미에 대하여 공부하게 된다.

Ⅰ. 혈액(Blood)

혈액은 체액의 한 종류로 모두 액체에 섞여서 운반되며, 혈액의 55%는 혈장으로 되어 있고, 유형성분인 적혈구, 백혈구, 혈소판 등으로 구성되어 있다. 혈액은 산소, 영양분, 호르몬을 조직세포에 공급하고, 이산화탄소와 요소 같은 노폐물을 수송하는 기능이 있으며, 체온 조절 및 항상성 유지에 관여한다.

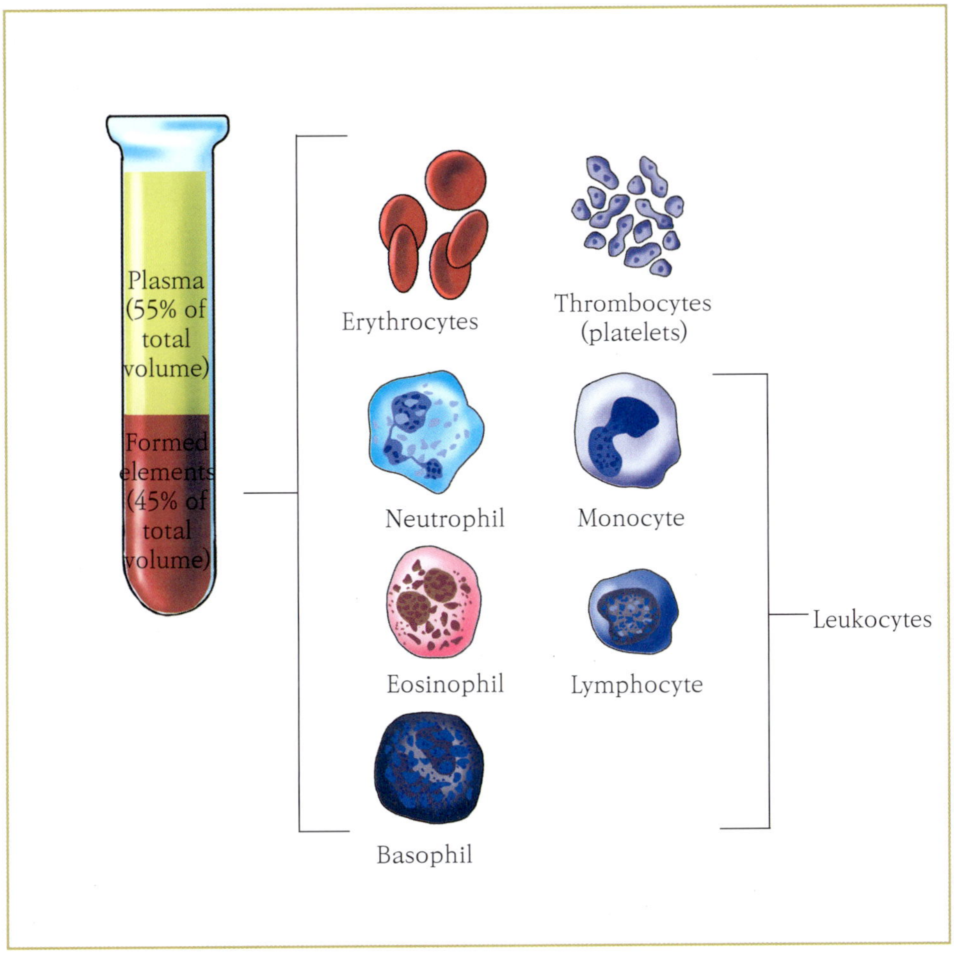

그림 4-1 Components of the blood(혈액의 구성)

1. 어 근

Combining form	Anatomical team	Meaning
hem/o, hemat/o, em/o	blood	혈액
erythr/o	red	적색
leuk/o	white	백색
thromb/o	blood clot	응혈
chrom/o	color	색
granul/o	granule	과립
anemia	anemia	빈혈

2. 증상, 질병 및 치료에 관한 용어

hem/o 혈액

hemodialysis	lysis 분리	혈액투석
hemology	logy 학, 학문	혈액학
hemolysis	lysis 분리	용혈
hemopathy	pathy 병, 질환	혈액병증
hemophilia	philia 친화(증)	혈우병
hemoptysis	ptysis 토출	객혈
hemorrhage	rrhage 유출	출혈
hemostasis	stasis 정체	지혈
hemorrhoids	rrhoids 유사혈청	치핵
hemothorax	thorax 가슴	혈액가슴

hemat/o 혈액

hematocytopenia	penia 감소(증)	혈구감소증
hematocelia	celia 복강상태	복막안출혈

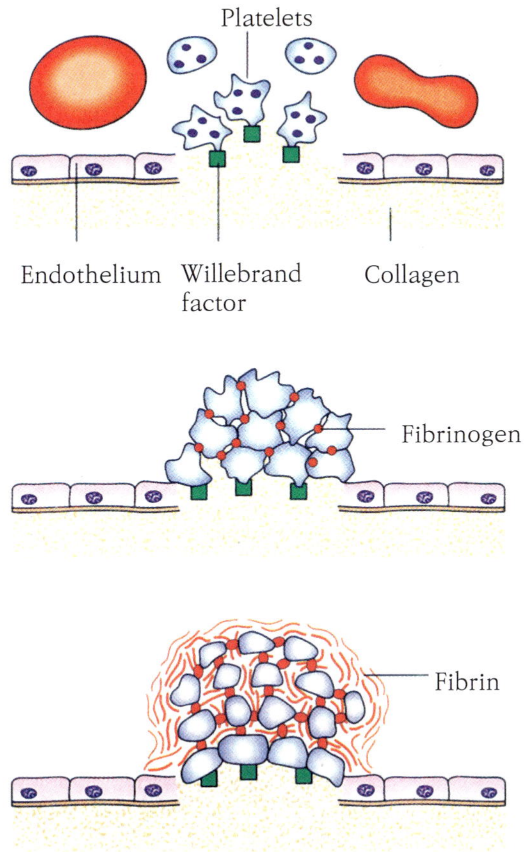

그림 4-2 Physiology of primary hemostasis(지혈의 생리적 기전)

hematoma	oma 종양	혈종
hematosepsis	sepsis 패혈(증)	패혈증
hematopoiesis	poiesis 형성	조혈
hematopyuria	pyuria 고름뇨	피고름뇨(혈농뇨)
hematotherapy	therapy 치료	혈액요법
hematuria	uria 소변	혈뇨

em/o 혈액

emia	ia 병적상태	혈액증

erythr/o 적색

erythroblastosis	blastosis 모구증	적혈모구증
erythroclasis	clasis 파괴	적혈구파괴
erythrocyte	cyte 세포	적혈구
erythropenia	penia 감소(증)	적혈수감소증
erythrocytosis	cytosis 세포상태	적혈구증가증

leuk/o 백색

leukemia	emia 혈액질환	백혈병
leukocyte	cyte 세포	백혈구
leukocytolysin	lysin 용해소	백혈구용해소
leukocytopenia	penia 감소(증)	백혈구감소증
leukocytosis	cytosis 세포상태	백혈구증가증

thromb/o 혈전,응혈

thrombocyte	cyte 세포	혈소판
thrombolysis	lysis 용해	혈전용해
thrombolytic therapy	therapy 치료	혈전용해요법
thrombosis	sis 병적상태	혈전증
thromboendarterectomy	ectomy 절제, 제거(술)	혈전내막제거술

chrom/o 색

chromogene	gene 생식, 유전	색소유전자
hypochromia	hypo 정상이하	저혈색소증

granul/o 과립

granulocyte	cyte 세포	과립백혈구
granulocytopenia	cytopenia 세포감소(증)	과립백혈구감소증

anemia 빈혈

aplastic anemia	aplastic 재생불량-	재생불량빈혈
iron deficiency anemia	deficiency 결핍	철결핍빈혈
pernicious anemia	pernicious 악성-	악성빈혈

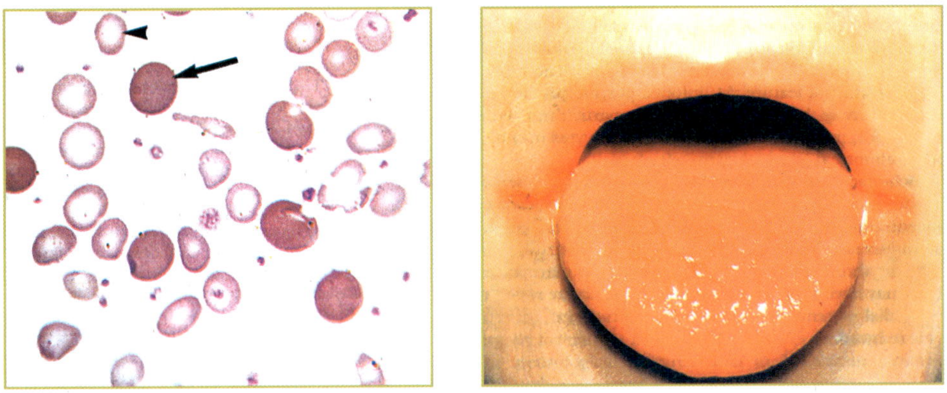

그림 4-3 A dimorphic blood and smooth tongue in iron deficiency
(철결핍성 빈혈에 의한 혈액 및 혀)

KEY POINT

thromboendarterectomy는 혈전동맥내막제거술이란 의미를 가지고 있는 것으로, 혈전이라는 의미의 연결형 thromb/o와 내부라는 의미의 endo-가 결합되었으며, 이때 endo-가 모음으로 시작되지만 연결형과 연결형사이의 연결모음 "o"는 생략되지 않다. 하지만 접두사 endo-뒤에 동맥이라는 의미의 arter/o가 모음으로 시작되어 endo-의 마지막 글자인 "o"가 생략되었으며, 연결형 arter/o 다음에 모음으로 시작되는 접미사 -ectomy와 결합되어 arter/o의 연결모음 "o"가 생략되었다.

3. 주요용어설명

hemodialysis	혈액투석	혈액투석기를 이용하여 혈액속에 있는 요산, 요소 및 이물질을 제거하는 방법.
hemophilia	혈우병	혈액응고 인자가 결핍되어 일어나는 유전성 질환으로 피멍이 쉽게 생김
leukemia	백혈병	조혈기관의 악성질환으로 비정상적인 백혈구의 과다생성으로 면역저하를 초래하는 혈액암.
aplastic anemia	재생불량빈혈	약물, 바이러스 감염에 의해 골수 내의 적혈구 생성이 감소되어 나타나는 빈혈.

Ⅱ. 림프(Lymph)

림프계통은 순환계통의 한 부분으로 조직에서 혈액으로 흡수되지 못한 조직액을 혈관 속으로 운반하는 역할을 하며, 대식세포에 의한 세균 박멸과 체내에 침투한 이물질을 파괴하는 항체를 생산하는 특수 면역기능을 갖고 있다.

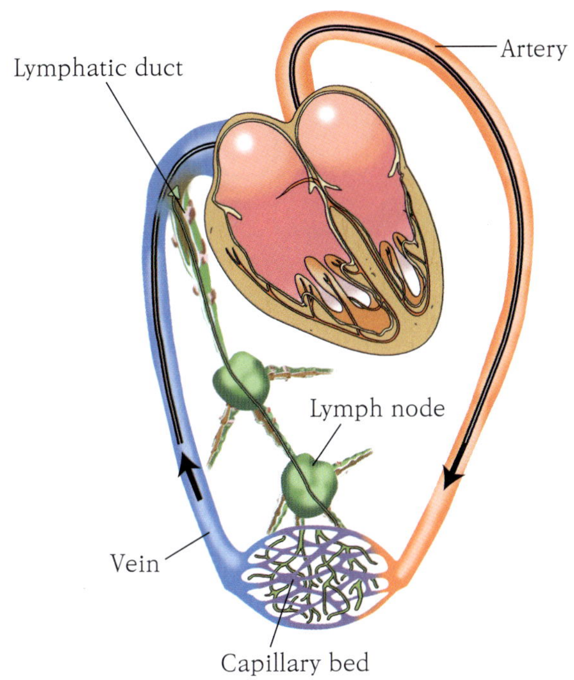

그림 4-4 Circulation of lymph and blood(림프순환과 혈액순환의 관계)

1. 어 근

Combining form	Anatomical team	Meaning
lymph/o	lymph	림프
lymphaden/o	lymph node	림프절
lymphangi/o	lymphatic vessel	림프관
reticul/o	a net	그물
thym/o	thymus gland	가슴샘
immun/o	safe	면역
phag/o	eat	먹다, 연하

2. 증상, 질병 및 치료에 관한 용어

lymph/o 림프

lymphedema	edema 부종	림프부종
lymphocyst	cyst 낭류, 낭종	림프낭종
lymphocyte	cyte 세포	림프구
lymphocytopenia	penia 감소(증)	림프구감소증
lymphocytophthisis	phthisis 소모, 피로(증)	림프구소실증
lymphocytosis	cytosis 세포상태	림프구증가증
lymphogenesis	genesis 생식, 생성	림프형성
lympholysis	lysis 용해, 분해	림프구용해
lymphoma	oma 종양	림프종

lymphaden/o 림프절

lymphadenitis	itis 염(증)	림프절염
lymphadenopathy	pathy 병증	림프절병증

lymphangi/o 림프관

lymphangiectasis	ectasis 확장(증)	림프관확장증
lymphangiography	graphy 촬영법	림프관조영술
lymphangioma	oma 종양	림프관종
lymphangitis	itis 염(증)	림프관염

reticul/o 그물

reticulocyte	cyte 세포	그물적혈구
reticuloendothelioma	endothelioma 내피종	그물내피종
reticulosis	osis 병적상태	그물증

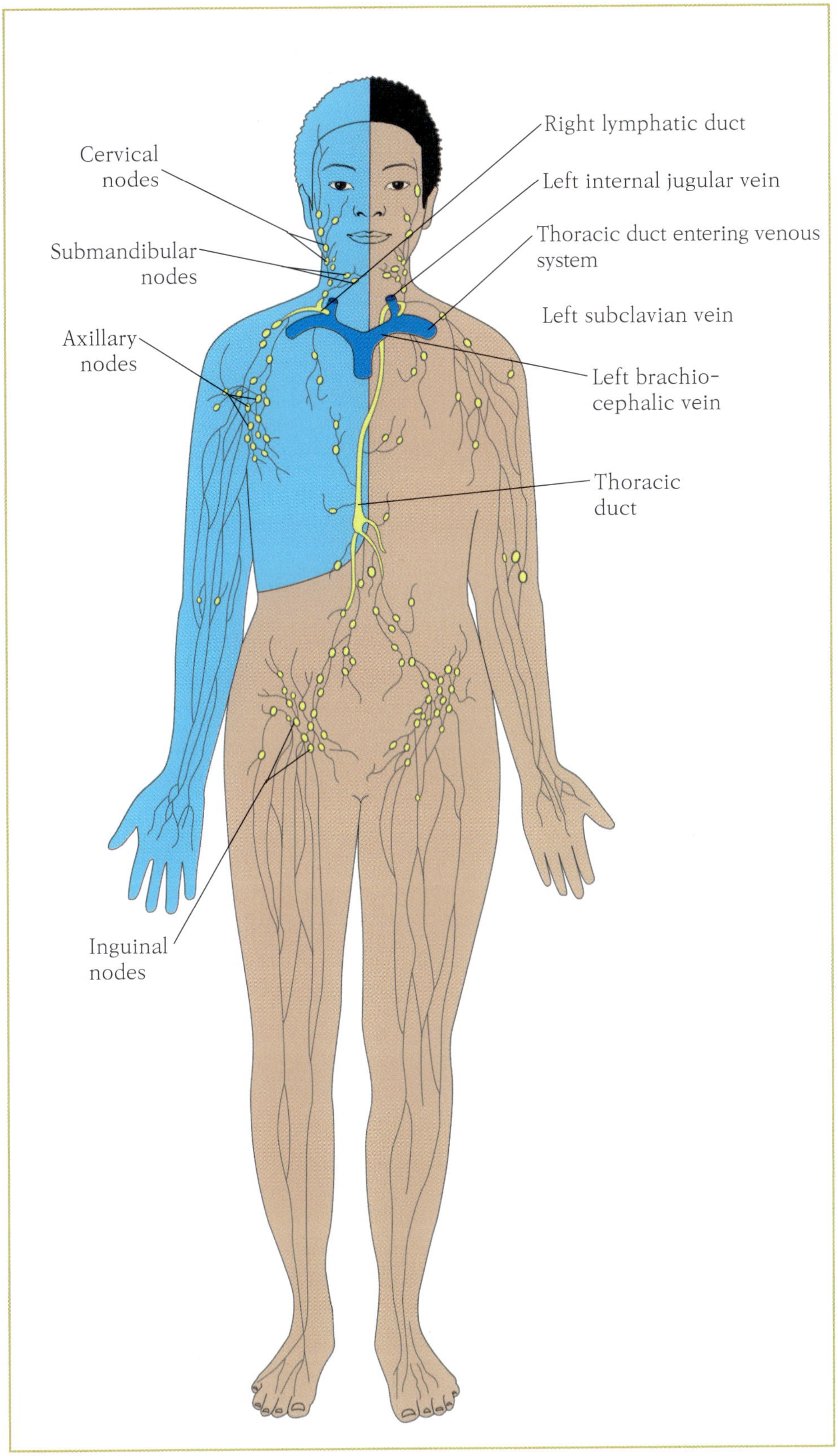

그림 4-5 Lymphatic system(림프계통)

thym/o 가슴샘

thymectomy	ectomy 절제술	가슴샘절제(술)
thymelcosis	elcosis 궤양형성	가슴샘궤양
thymocyte	cyte 세포	가슴샘세포
thymoma	oma 종양	가슴샘종
thymopathy	pathy 병, 질환	가슴샘병증
thymotoxin	toxin 독소	가슴샘독

immun/o 면역

immunodeficiency	deficiency 결핍	면역결핍
immunodepression	depression 억제	면역억제
immunodiagnosis	diagnosis 진단	먼역진단
immunofacillitation	facillitation 촉진	면역촉진
immunomechanism	mechanism 기전	먼역기전
immunology	logy 학(문)	면역학
immunorejection	rejection 거부	면역거부반응
immunotherapy	therapy 치료	면역요법

phag/o 먹다

phagocytosis	cytosis 세포상태	포식작용
phagosome	some 소체	포식소체

KEY POINT

그물내피종이라는 의미로 사용되는 reticuloendothelioma는 그물이라는 의미를 가진 연결형 reticul/o와 내피라는 의미의 endotheli/o, 그리고 종양이라는 의미의 접미사 -oma가 결합하여 이루어진 용어이다. 이때 연결형 endotheli/o가 모음으로 시작하지만 reticul/o의 연결모음 "o"가 생략되지 않아 연결형 다음에 모음으로 시작하는 연결형 사이에는 보편적으로 연결모음 "o"가 생략되지 않는다. 하지만 접미사 -oma가 모음으로 시작하는 reticul/o의 연결모음 "o"는 생략되었다. 또한 endotheli/o는 접두사 endo-와 theli/o가 결합되어 이루어진 용어이다.

3. 주요용어설명

lymphedema	림프부종	림프관 폐색 및 림프절 장애로 림프의 정체에 의해 한쪽 또는 양쪽 사지에 부종이 발생.
lymphocytosis	림프구증가증	혈중 또는 삼출액 중의 정상 림프구가 증가하는 현상으로 증상 및 전신반응이 다양함.
thymoma	가슴샘종	흉선의 악성종양으로 기침, 호흡곤란, 열, 흉통, 체중감소, 식욕부진 등의 증상 발현.

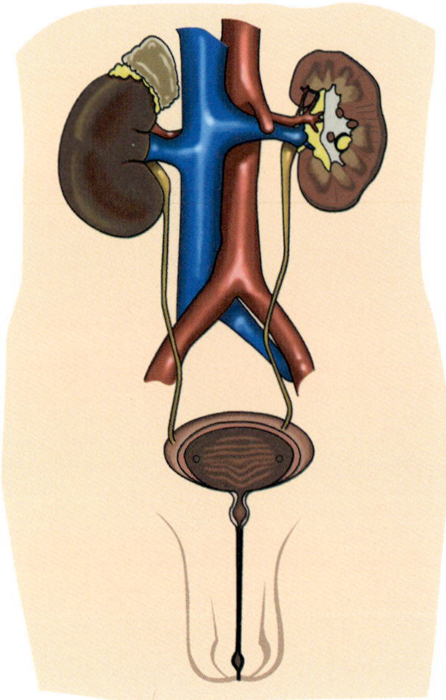

CHAPTER 2-5

비뇨계통(Urinary System)

비뇨계통이란 신진대사의 산물인 노폐물을 제거하는 배설 기관으로 콩팥(kidney), 요관(ureter), 방광(urinary bladder), 요도(urethra)를 포함한다. 단백질 대사산물인 질소 노폐물은 용해성이 있는 요소 형태로 배설이 이루어지며, 비뇨계통의 주요 기능은 혈류로부터 요소를 제거해 주는 것이다. 단백질의 분해 산물인 아미노산은 세포내에서 암모니아로 변화되고, 간에서는 요소로 전환되어 혈류를 통해 콩팥으로 운반된다. 세뇨관에 도달한 요소는 수분, 염분, 산 등과 함께 소변 성분이 되어 체외로 방출된다. 비뇨기계의 또 하나의 기능은 전해질의 균형을 유지하여 근육과 신경세포의 기능을 원활히 하도록 돕는 일이다.

학습목표

- 비뇨계통과 관련된 기본 해부학용어를 그림을 통해 이해할 수 있다.
- 비뇨계통과 관련된 복합어를 이해한다.
- 복합어를 이용한 의학용어를 해석할 수 있다.
- 비뇨계통과 관련된 질병 및 수술용어의 뜻을 알고 접두사, 복합어, 접미사로 분석할 수 있다.

1. 어근

Combining form	Anatomical team	Meaning
urin/o, ur/o	urine	소변
ren/o, nephr/o	kidney	콩팥
glomerul/o	glomerulus	토리(사구체)
medull/o	medulla	속질
cortic/o	cortex	겉질
cail/o	calyx	콩팥(술)잔
pyel/o	renal pelvis	콩팥깔때기(신우)
ureter/o	ureter	요관
vesic/o, cyst/o	(urinary)bladder	방광
urethr/o	urethra	요도
trigon/o	trigone	방광심각

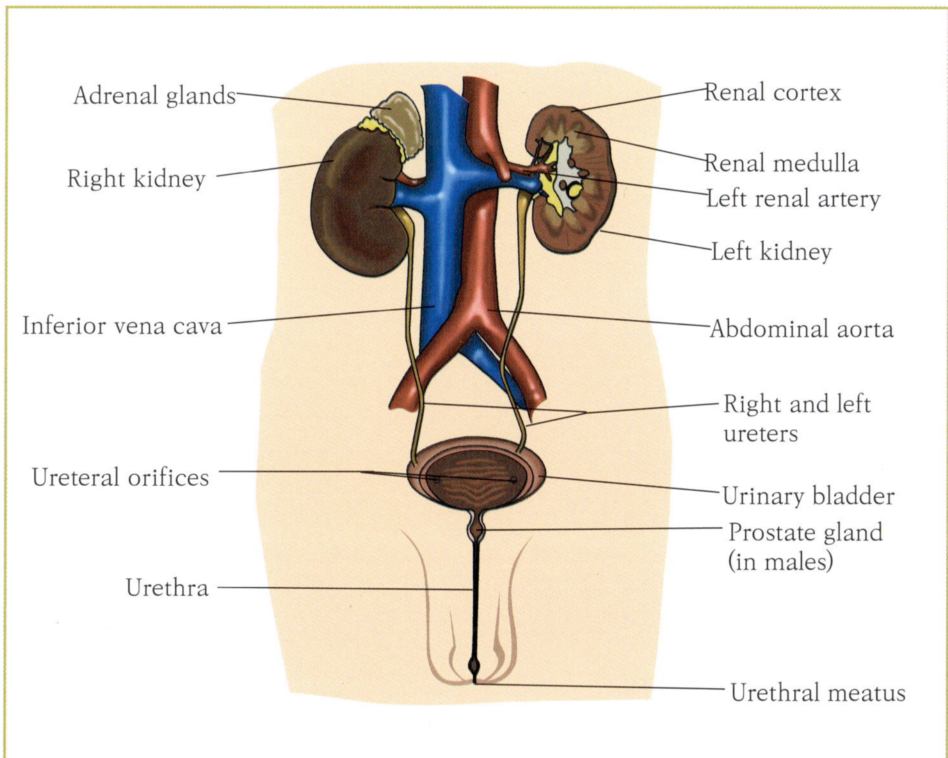

그림 5-1 Urinary system(비뇨기계)

2. 증상, 질병 및 치료에 관한 용어

ur/o 소변

uremia	emia 혈증	요독증
urology	logy 설, 학문	비뇨기과학

urin/o 소변

uninoma	oma 종양	소변종

ren/o 콩팥

renovascular	vascular 혈관-	콩팥혈관-
renography	graphy 촬영술	콩팥조영술

nephr/o 콩팥

nephroptosis	ptosis 처짐증	콩팥처짐증
nephropexy	pexy 고정술	콩팥고정술
nephrolithiasis	lithiasis 돌증	콩팥돌증(신석증)
nephrotic syndrome	syndrome 증후군	콩팥증후군
hydronephrosis	hydro 물	물콩팥증(수신증)

glomerul/o 토리

glomerulitis	itis 염(증)	토리염
glomerulonephritis	nephritis 콩팥염	토리콩팥염(사구체신염)

medull/o 속질

medullary	ary ~에 관한	속질-
medulloepithelioma	epithelioma 상피종	속질상피종

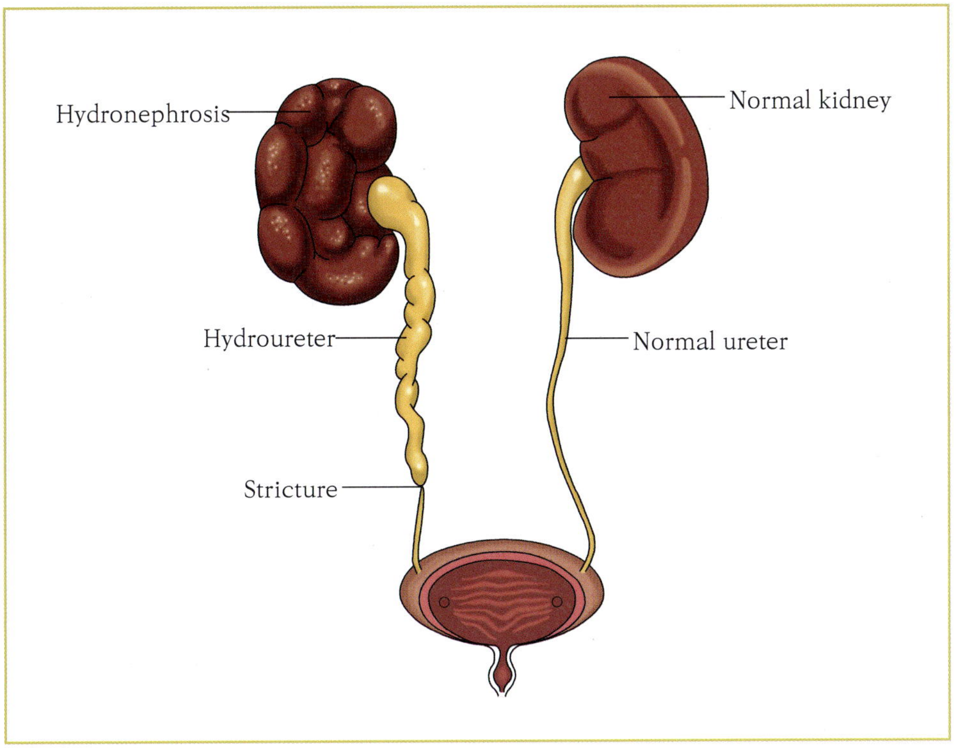

그림 5-2 Hydronephrosis(물콩팥증)

cortic/o 겉질

cortical	al ~에 관한	겉질-
cortical necrosis	necrosis 괴사	겉질괴사

cail/o 콩팥잔

cailectasis	ectasis 확장증	콩팥잔확장증
cailectomy	ectomy 절제술	콩팥잔절제술

pyel/o 콩팥깔때기(신우)

pyelitis	itis 염(증)	콩팥깔때기염
pyelonephritis	nephritis 콩팥염	콩팥깔때기콩팥염

ureter/o 요관

ureterocele	cele 류, 허니아	요관허니아

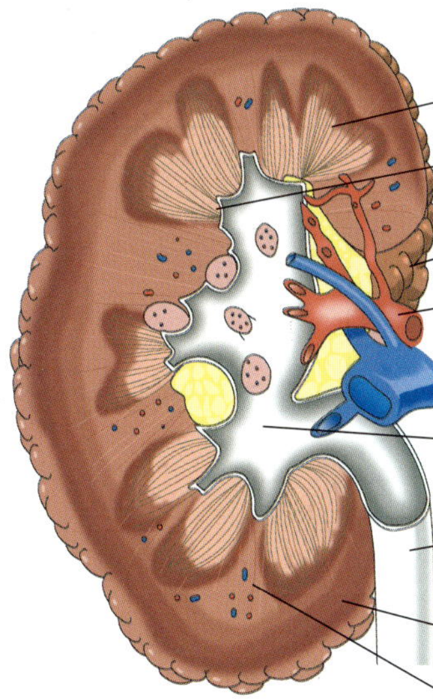

그림 5-3 Anatomy of the kidney(콩팥의 구조)

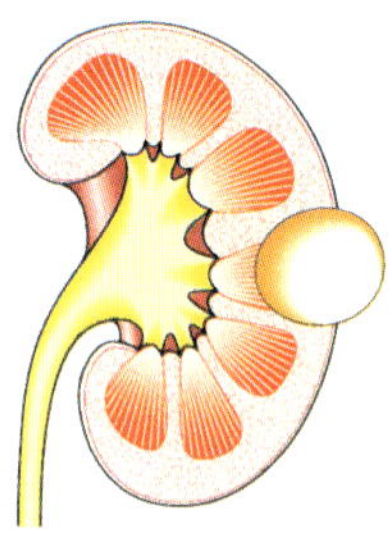

Solitary cyst(고립낭)

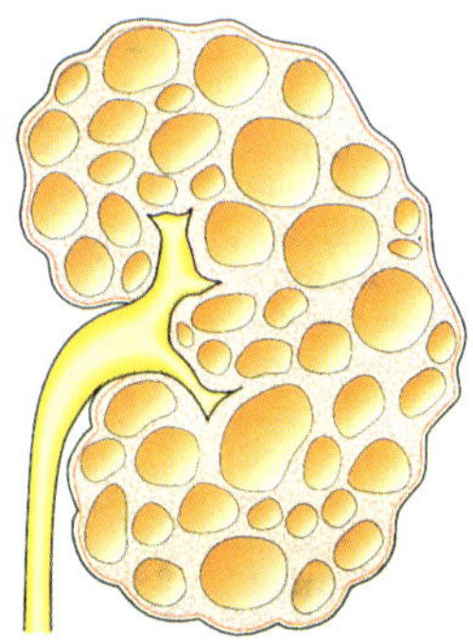

Polycystic kidney(다낭성콩팥)

그림 5-4 Cystic diseases of the kidneys(콩팥의 낭종질환)

ureterolithiasis	lithiasis 돌증	요관돌증
hydroureter	ureter 요관	물요관증

vesic/o 방광

vesicocele	cele 탈출	방광탈출증
vesicorrhaphy	rrhaphy 봉합술	방광봉합술

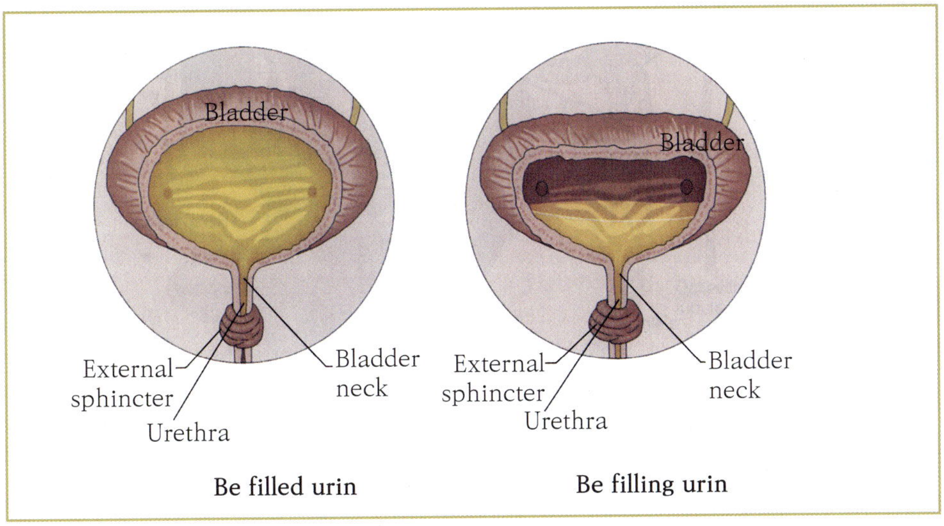

그림 5-5 Bladder and Urethra(방광과 요도)

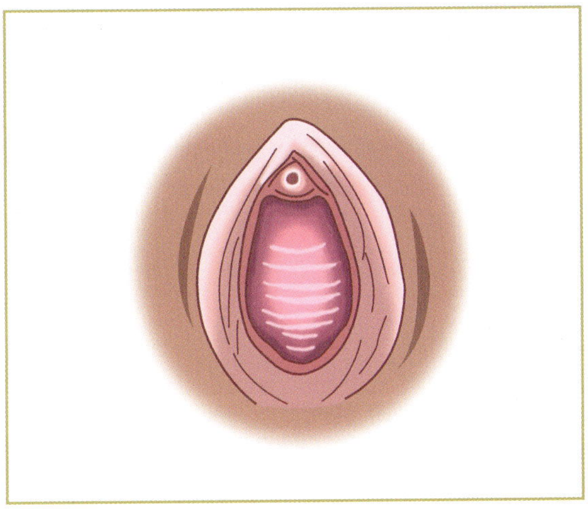

그림 5-6 Protrusion of bladder(방광탈출)

cyst/o 방광

cystoscopy	scopy 관찰방법	방광경검사
cystostomy	stomy 개구술	방광개구술
cystocele	cele 탈출	방광탈출증

urethr/o 요도

urethritis	itis 염증	요도염
urethrorrhaphy	rrhaphy 봉합술	요도봉합술

KEY POINT

medulloepithelioma는 속질상피종이라는 의미를 가진 용어로 속질의 의미인 연결형 medull/o, 상피라는 의미의 연결형 epitheli/o와 종양의 의미를 가진 접미사 -oma가 결합한 용어이다. 이때 epitheli/o가 모음으로 시작되어도 medull/o의 연결모음 "o"가 생략되지 않았지만, medull/o의 연결모음 "o"는 뒤에 모음으로 시작하는 접미사 -oma가 연결되므로 생략되었다.

3. 주요용어설명

nephrotic syndrome	콩팥증후군	심한 단백뇨, 저 알부민혈증 전신부종을 특징으로 하는 토리(사구체)의 투과성이 증가되어 대량의 단백뇨가 나오게 되고 그 결과로 저 알부민혈증과 부종 등이 유발되는 증후군.
pyelonephritis	깔때기콩팥염	콩팥깔때기 및 콩팥실질의 감염성 염증으로 감염균이 혈액을 따라 전이되는 혈행성과, 방광으로부터 요관으로 오줌이 역행하는 상행성이 있음.
glomerulonephritis	토리콩팥염	콩팥기능이 저하되어 대부분 수주 내지 1년 이내에 말기콩팥기능 상실증에 빠지는 토리의 병변.
ureterolithiasis	요관돌증	요관내의 결석으로 콩팥에서 형성되어 하강하는데, 아주 작은 결석이라고 해도 심한 통증을 발작적으로 일으키며 심한 물콩팥증과 상부요관확장을 일으킴.

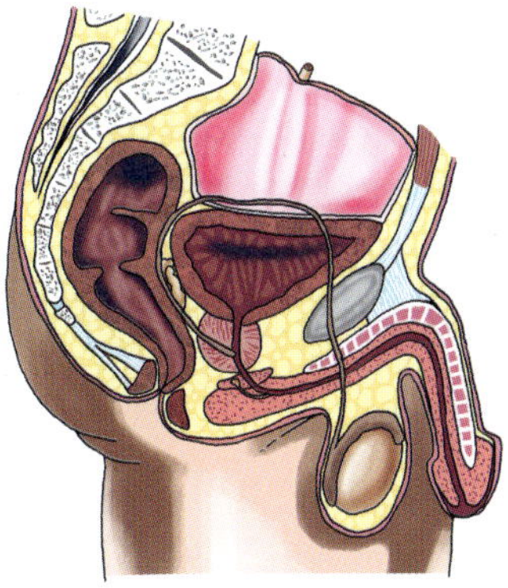

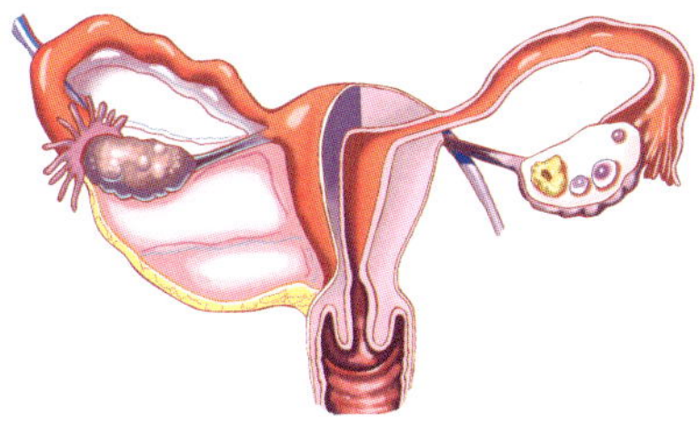

CHAPTER 2-6

생식계통(Genital System)

생식기계통은 종족보존에 관여하는 기관으로 남성과 여성에 있어서 현저한 차이를 나타내고 있다. 남성의 경우 비뇨기와 생식기 일부가 공유하고 있으나 여성의 경우 비뇨기계통과 생식기계통이 별개로 나뉘어져 있으며 남성과 달리 유방도 생식기계통에 포함되어 있다.

학습목표

- 남·녀 생식계통과 관련된 기본 해부학 용어를 그림을 통해 이해한다.
- 남·녀 생식계통과 관련된 복합어를 이해한다.
- 복합어를 이용한 의학용어의 의미를 알 수 있다.
- 남·녀 생식계통과 관련된 질병 및 수술용어의 뜻을 알고 접두사, 복합어, 접미사로 분석할 수 있다.
- 임신 및 분만에 관한 생리적 기전을 이해한다.

Ⅰ. 남성 생식계통(Male Genital System)

남성 생식기는 정자(sperm)의 생성 및 운반에 관여하는 장기로서, 정자를 생산하는 고환(testis), 정액을 운반하는 부고환 (epididymis), 정관(vas deferens), 요도(urethra), 그리고 정액의 주성분을 분비하는 부속 생식선인 전립샘(prostate gland), 망울요도샘(bulbo-urethral gland), 정낭(seminal vesicle) 으로 이루어져 있다. 고환은 태생기에 콩팥 부근에서 발생한 것으로 태생중에 차츰 하강하여 음낭(scrotum)속에 자리 잡게 된다. 고환에서 생성된 정자는 정세관을 통해 부고환으로 옮겨져 정자는 부고환내에서 움직일 수 있게 되며 잠시 저장된다. 정관을 따라 정낭까지 저장된 정자는 사정시에 사정관(ejaculatory duct)을 통하여 요도를 통해 체외로 배출되게 된다.

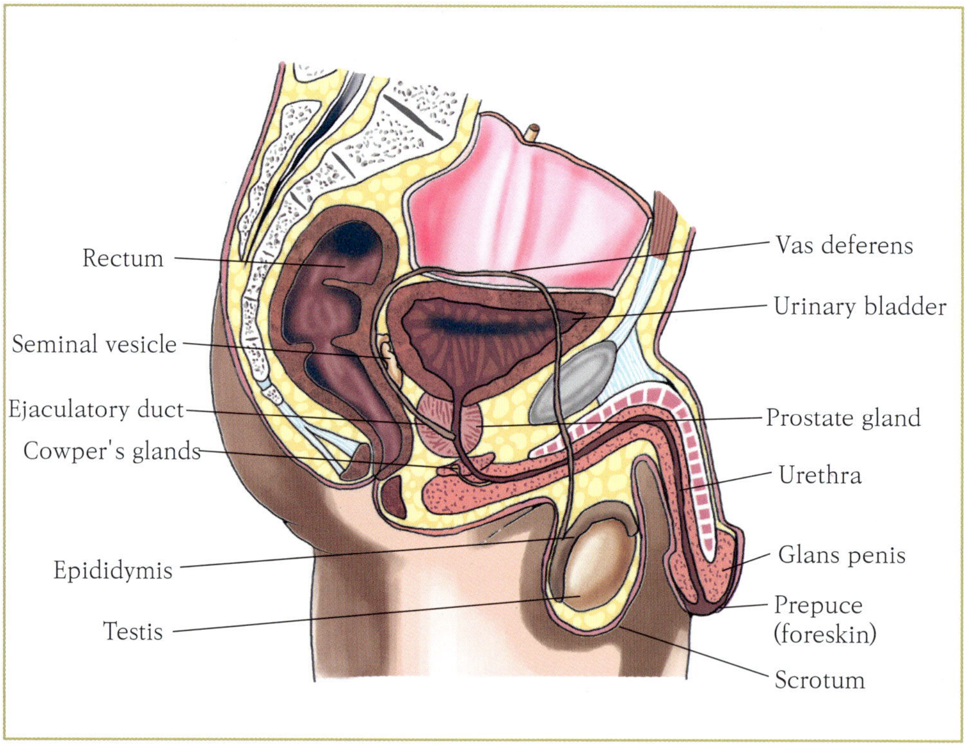

그림 6-1 Male genital system(남성 생식계통)

1. 어근

Combining form	Anatomical team	Meaning
genit/o	birth	출생
orch/o, orchi/o, orchid/o, testicul/o	testis	고환
epididym/o	epididymis	부고환
sperm/o, spermat/o	sperm, spermatozoa	정자
phall/o	penis	음경
balan/o	glans penis	귀두
scrot/o	scrotum	음낭
vas/o	vessel, vas deferens	관, 정관
spermatocyst/o, vesicul/o	seminal vesicle	정낭
prostat/o	prostate gland	전립샘
posth/o	prepuce, foerskin	포피
funicul/o	spermatic cord	정삭
andr/o	male	남성

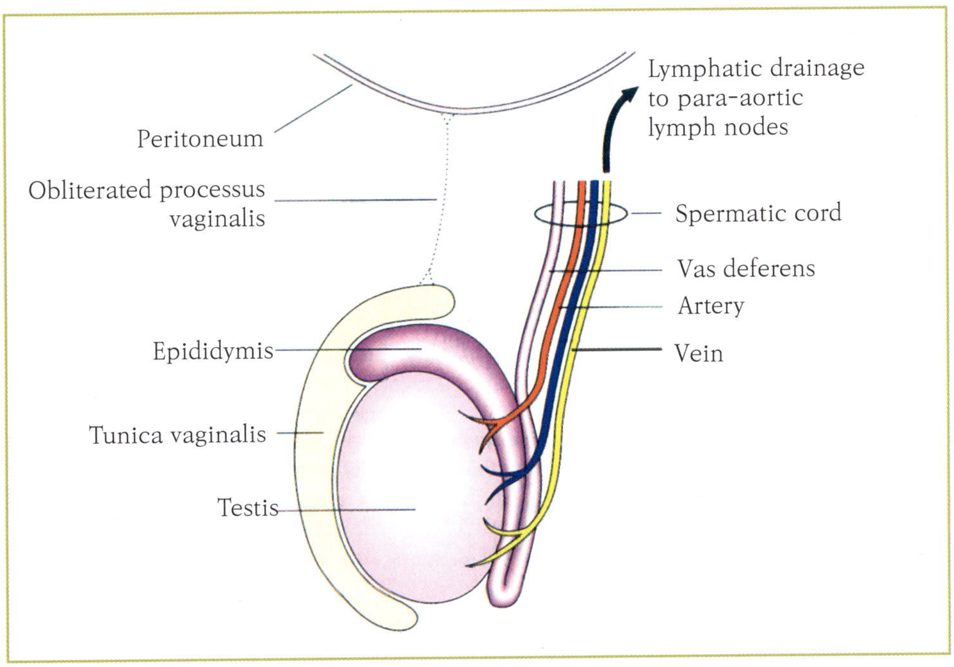

그림 6-2 Anatomy of testis and vascular connections(고환과 연결혈관)

2. 증상, 질병 및 치료에 관한 용어

genit/o 출생

genitoinfection	infection 감염	성병

orch/o 고환

orchitis	itis 염(증)	고환염
cryptorchism	crypto 숨은, 잠복	잠복고환증
anorchism	an ~없는	무고환증
orchotomy	tomy 절개술	고환절개술

orchi/o 고환

orchiiodynia	dynia 통증	고환통
orchiopexy	pexy 고정술	고환고정술
orchiectomy	ectomy 절제술	고환절제술

orchid/o 고환

orchidalgia	algia 통증	고환통증
orchidoptosis	ptosis 처짐	고환처짐

testicul/o 고환

testicular carcinoma	carcinoma 암종	고환암
testicular torsion	torsion 꼬임	고환꼬임

epididym/o 부고환

epididymitis	itis 염(증)	부고환염
epididymectomy	ectomy 절제술	부고환절제술
epididymovassostomy	stomy 문합술	부고환정관문합술

sperm/o 정자

spermoculture	culture 배양	정액배양
spermolysis	lysis 용해	정자용해

spermat/o 정자

spermatogenesis	genesis 생성	정자형성
aspermatatogenesis	a ~이 없는	정자무발생증
spermatoblast	blast 아세포	정아세포

phall/o 음경

phallitis	itis 염(증)	음경염

balan/o 귀두

balanitis	itis 염(증)	귀두
balanotomy	tomy 절개술	귀두절개술
balanoplasty	plasty 성형술	귀두성형술
balanoposthitis	posthitis 꺼풀염	귀두꺼풀(포피)염

vas/o 정관

vasectomy	ectomy 절제술	정관절제술
vasoligation	ligation 결찰	정관결찰술
vasostomy	stomy 문합술	정관문합술

spermatocyst/o 정낭

spermatocystectomy	ectomy 절제술	정낭절제술

vesicul/o 정낭

vesiculitis	itis 염(증)	정낭염

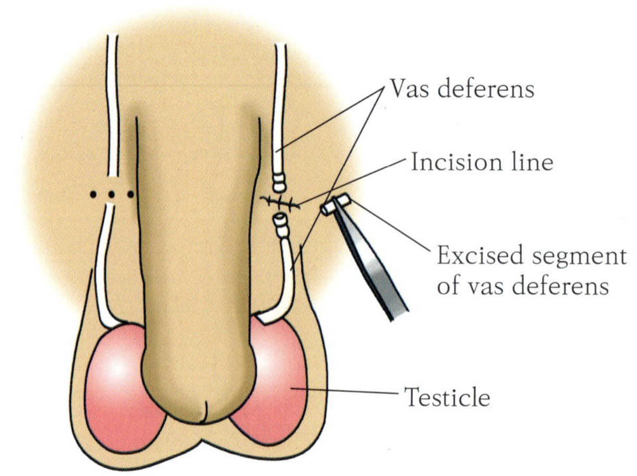

그림 6-3 Vasectomy(정관절제술)

prostat/o 전립샘

prostatitis	itis 염증	전립샘염
prostatic hypertrophy	hypertrophy 비대증	전립샘비대증

posth/o 포피

posthitis	itis 염증	포피(꺼풀)염

funicul/o 정삭

funiculitis	itis 염증	정삭염

andr/o 남성

androgen	gen 유전, 유전자	남성호르몬

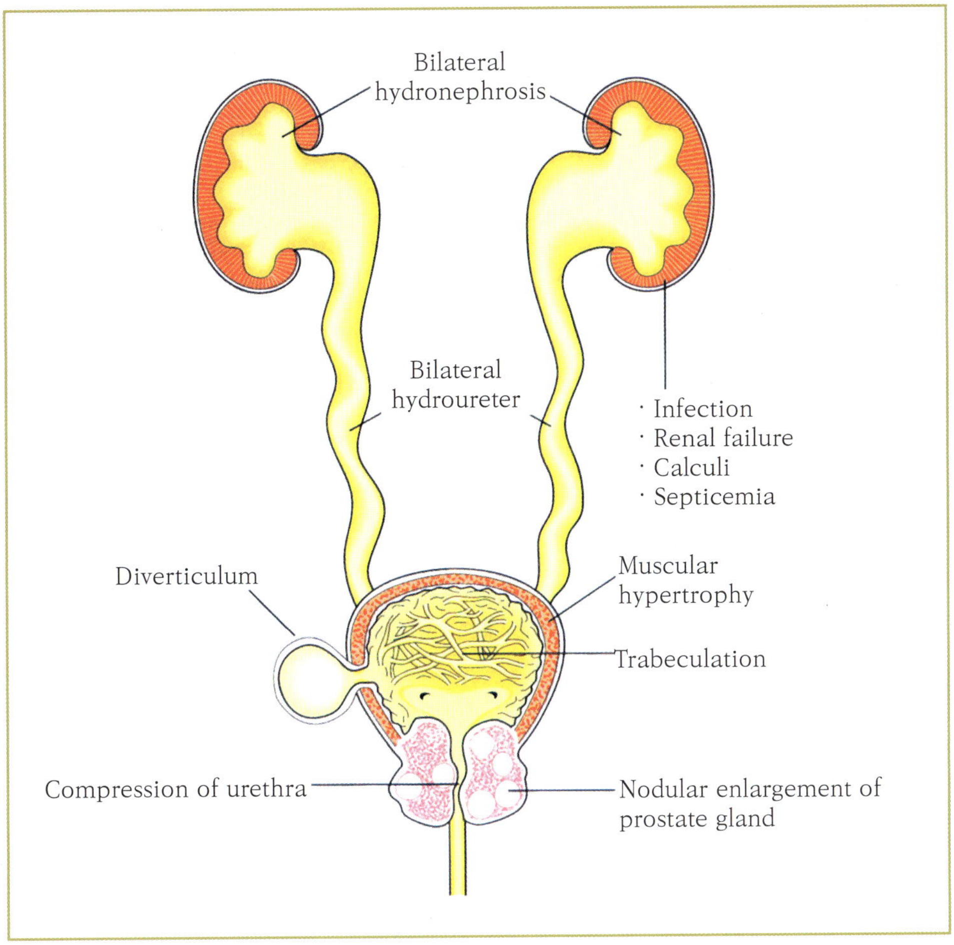

그림 6-4 Prostatic hyperplasia(전립샘비대증)

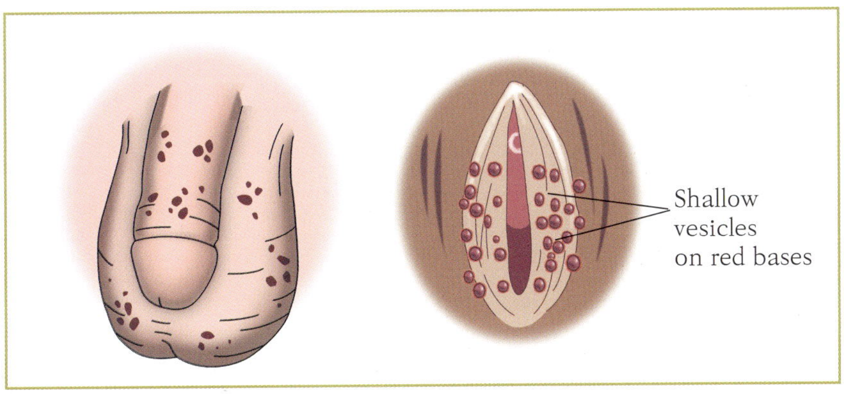

그림 6-5 Genital herpes(생식기 헤르페스)

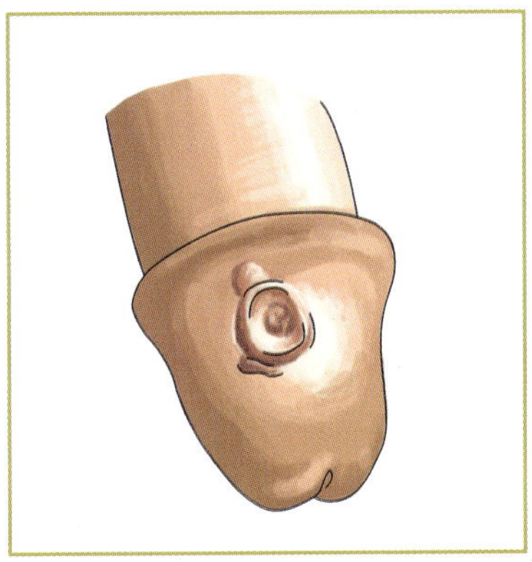

그림 6-6 Syphilis(1기 매독)

KEY POINT

정낭절제술의 의미를 가지고 있는 spermatocystectomy는 연결형 spermat/o(정자)와 주머니의 의미인 연결형용어 cyst/o, 그리고 절제술이라는 뜻의 접미사 -ectomy가 결합하여 이루어진 의학용어이다. 이때 cyst/o의 연결모음 "o"는 뒤에 모음으로 시작하는 -ectomy가 연결되므로 생략되었다.

3. 주요용어설명

cryptorchism	잠복고환증	태생기에 복강 내에 존재하던 고환이 음낭으로 하강하는 도중에 정체되는 것을 말하며 복강 내에 정체되는 것을 복강고환, 서혜관에 정체되는 것을 서혜고환이라고 함.
orchitis	고환염	고환의 염증으로 유행성 귀밑샘염의 합병증으로 일어남.
epididymitis	부고환염	부고환의 염증.
balanitis	귀두염	음경의 끝 부분의 염증.
prostatits	전립샘염	전립샘의 염증으로 대부분 요로감염이나 방광염에서 직접 전립샘으로 염증이 전파되며 하복부동통 및 불쾌감, 배뇨장애, 빈뇨, 핍뇨, 전립샘비대 및 압통 등의 증상을 보임.
benign prostatic hypetrophy	양성 전립선 비대증	노인성 질환으로 에스트로겐의 상대적 감소에 의해 일어나며 전립섬의 내부 선조직이 결절상으로 과형성, 비대되어 요도를 압박하기 때문에 배뇨곤란이 일어남.

II. 여성 생식계통(Female Genital System)

여성 생식기계는 난자(ovum)를 생산할 뿐 아니라 정자를 만나 수정(fertilization)하며 그 수정란을 태아가 되기까지 발달시켜 태아를 분만(delivery)하는 기관이다.

여성 생식기는 난소(ovary), 자궁관(fallopian tube), 자궁(uterus), 및 질(vagina)과 외음부(vulva)로 이루어져 있다. 난소에는 난자의 성숙 및 배란(ovulation)이 일어나는 곳이고, 난관은 배란에 의해 나온 난자를 자궁쪽으로 보내는 관으로 난자와 정자의 수정이 되는 곳이다.

자궁(uterus)은 두꺼운 근육성의 장기로, 방광(urinary bladder)과 직장(rectum) 사이에 위치하여 자궁저(fundus), 자궁체(corpus), 자궁목부(cervix)로 구분되고, 질은 성교기인 동시에 산도를 이루는 근성 막으로 요도의 뒤쪽 직장의 앞에 있으며 여성의 외부 생식기를 총칭하여 외음(vulva)이라고 한다.

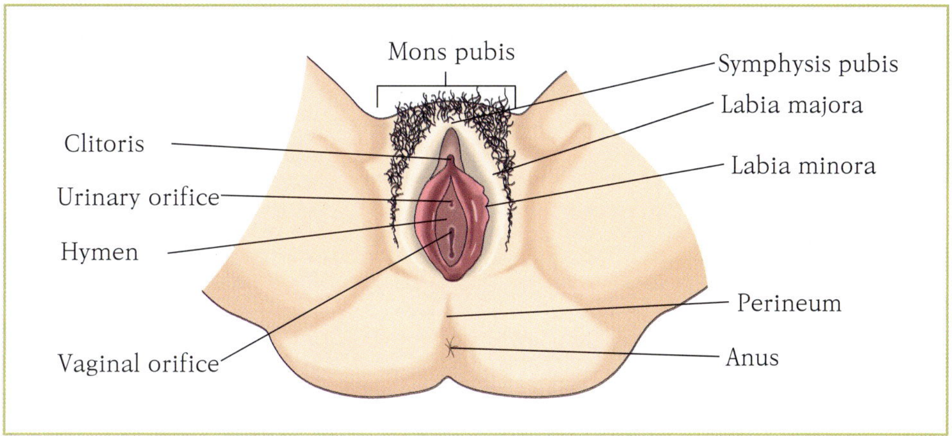

그림 6-7 External female genital system(여성 외부 생식계통)

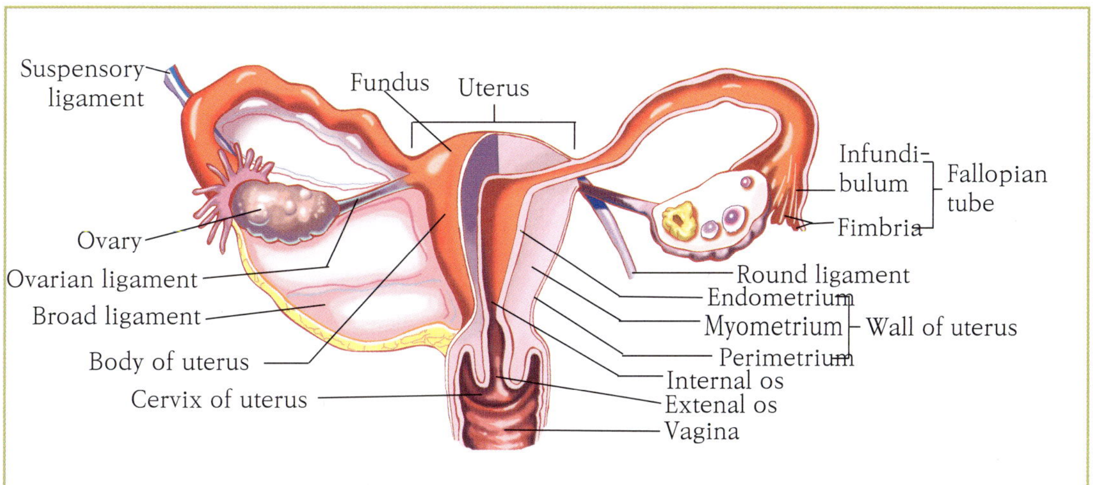

그림 6-8 Internal female genital system(여성 내부 생식계통)

1. 어 근

Combining form	Anatomical team	Meaning
ov/i, o/o, ov/o	egg, ovum	난자
oophor/o, ovari/o	ovary	난소
salping/o	fallopian tube, oviduct	자궁관, 나팔관
uter/o, hyster/o, metr/o, metri/o	uterus	자궁
cervic/o, trachel/o	cervix	자궁목
vagin/o, colp/o	vagina	질
vulv/o, episi/o	vulva	외음(여성)
perine/o	perinum	회음
men/o	moon, menses	월, 월경
hymen/o	membrane	처녀막

2. 증상, 질병 및 치료에 관한 용어

o/o 난자

oocyesis	cyesis 임신	난소임신
oogenesis	genesis 발생	난자발생

ov/o 난자

ovogenesis	genesis 아세포	난자발생
ovotesis	tesis 고환	난소고환(증)

oophor/o 난소

oophoropexy	pexy 고정술	난소고정술
oophororrhagia	rrhagia 출혈	난소출혈

oophoralgia	algia 통증	난소통
oophoritis	itis 염증	난소염

ovari/o 난소

ovariorrhexis	rrhexis 파열	난소파열
ovarian cancer	cancer 암	난소암
ovarian cyst	cyst 주머니	난소낭종

salping/o 자궁관

salpingoscope	scope 관찰기구	자궁관경
salpingectomy	ectomy 절제술	자궁관절제술
salpingitis	itis 염(증)	자궁관염

hyster/o 자궁

hysterectomy	ectomy 절제술	자궁절제술
hysteropexy	pexy 고정술	자궁고정술
hysteroptosis	ptosis 처짐증	자궁처짐증

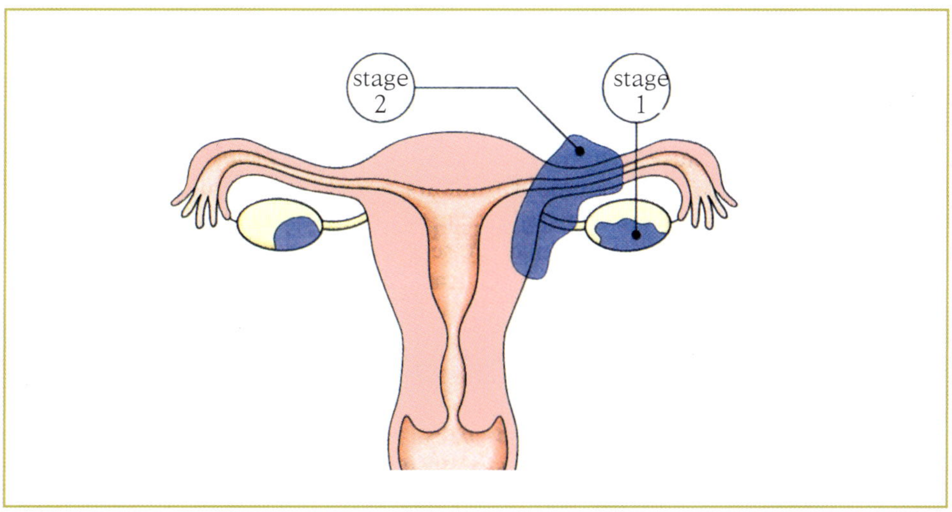

그림 6-9 Ovarian cancer(난소암)

metr/o 자궁

metropathy	pathy 질병	자궁병증
endometrium	endo 내부	자궁내막
myometrium	myo 근육	자궁근충
perimetrium	peri 주위에	자궁외막
metrorrhea	rrhea 흐름	자궁분비물
metrorrhagia	rrhagia 출혈	자궁출혈

uter/o 자궁

uterine myoma	uterine 자궁-	자궁근종

cervic/o 자궁목

cervicovesical	vesical 방광-	자궁목방광-
cervicitis	itis 염증	자궁목염

trachel/o 자궁목

trachelopexy	pexy 고정술	자궁목고정술
tracheloplasty	plasty 성형술	자궁목성형술

vagin/o 질

vaginoscope	scope 관찰기구	질보개(질경)
vaginitis	itis 염증	질염

colp/o 질

colporrhaphy	rrhaphy 봉합술	질봉합술
colpospasm	spasm 연축	질연축

episi/o 외음

episiotomy	tomy 절개술	외음절개술
episiorrhaphy	rrhaphy 봉합술	외음봉합술

vulv/o 외음

vulvovaginitis	vaginitis 질염	외음질염

perine/o 회음

perineorrhaphy	rrhaphy 봉합술	회음봉합술
perineotomy	tomy 절개술	회음절개술

men/o 월경

menorrhea	rrhea 흐르다	월경
menopause	pause 정지	폐경
menorrhagia	rrhagia 출혈	월경과다
oligomenorrhea	oligo 아주적은	희발월경

hymen/o 처녀막

hymenotomy	tomy 절개술	처녀막절개술
hymenoplasty	plasty 성형술	처녀막성형술

KEY POINT

희발월경이라는 의미를 가진 oligomenorrhea는 아주적은 이라는 뜻을 가진 접두사 oligo-와 월경이라는 의미의 연결형 men/o, 그리고 흐름이라는 뜻의 접미사 -rrhea가 결합하여 이루어진 용어이다.

3. 주요용어설명

vaginitis	질염	다양한 원인에 의하여 발생되는 질의 염증으로 동통과 고름 배출물이 특징
trichomonas vaginitis	트리코모나스 질염	질과 자궁경부 점막에 밝은 불꽃모양이나 딸기 모양의 염증을 유발하는 원충성 질환으로 Trichomonas vaginalis가 감염원충임.
monilial vaginitis	모닐리아 질염	Candida albicans가 질 점막에 증식될 수 있는데 주로 임산부나 당뇨병 환자에게 호발함.
herpes simplex vaginitis	단순포진성 질염	외음의 단순포진성 염증시 동반되며 출산 중에 신생아에게 감염원인이 될 수 있음.
senile vaginitis	노인성 질염	이형세포가 출현하는 경우가 있으며 방사선 치료 후에 나타나는 경우도 있음.
cervicitis	자궁목염	포도상구균이나 연쇄상구균이 원인임.

Ⅲ. 태아 발생과 임신 및 분만

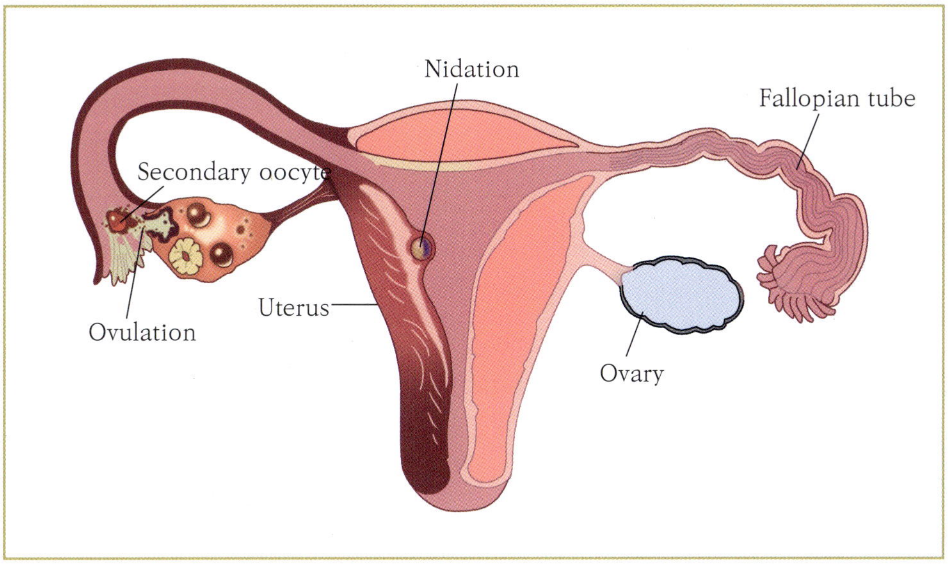

그림 6-10 Structure of the Uterus and ovulation(자궁구조와 배란)

1. 어근

Combining form	Anatomical team	Meaning
amni/o	amnion	양막
chori/o	chorion	융모막
fet/o	fetus	태아
gravida	pregnancy	임산(부)
nat/o	birth	출생
obstetr/o	midwife	부인
para	to give birth	출산(부)
pelv/i	pelvis	골반
toc/o	labor	분만, 진통
mamm/o, mast/o	breast	유방
lact/o	milk	젖

2. 증상, 질병 및 치료에 관한 용어

amni/o 양막

amniocentesis	centesis 천자	양막천자
amniography	graphy 촬영술	양막조영술

chori/o 융모막

chorioadenoma	adenoma 샘종	융모막샘종
chorioamnionitis	itis 염증	융모양막염

fet/o 태아

fetoscopy	scopy 관찰법	태아청진검사
fetal position	position 위치	태아위치

gravida 임신(부)

nulligravida	nulli 영(o)	미임신부

nat/o 출생

antenatum	ante ~전	출생전

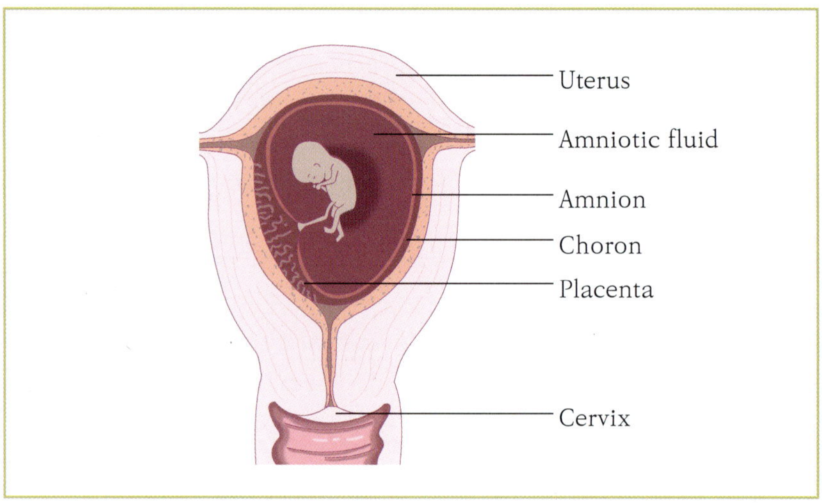

그림 6-11 The amniotic sac(양막)

obstetr/o 부인

obstetric canal	canal 길	산도
obstetric shock	shock 쇼크	산과쇼크

para 출산(부)

nullipara	nulli 영(0)	미출산부
primipara	primi 첫째	초산부
multipara	multi 많은	다산부

pelv/i 골반

pelvimetry	metry 계측	골반계측법

toc/o 분만

dystocia	dys 곤란한	난산
eutocia	eu 정상	순산
xerotocia	xero 건조한	건성분만

mamm/o 유방

mammography	graphy 촬영술	유방촬영술
mammary dysplasia	dysplasia 형성이상	유방형성이상

mast/o 유방

mastitis	itis 염(증)	유방염
mastoplasty	plasty 성형술	유방성형술

lact/o 젖

lactation	ation 행동	수유
lactorrhea	rrhea 흐름	젖흐름증

KEY POINT

chorioadenoma는 융모막샘종이라는 의미를 가진 것으로 연결형 chori/o와 연결형 aden/o, 그리고 접미사 -oma가 결합된 용어로 chori/o의 다음에 모음으로 시작하는 연결형 aden/o가 결합되지만 chori/o의 연결모음 "o"가 생략되지 않았다. 이때 chorioamnionitis에서도 마찬가지로 연결형 chori/o와 연결형 amnion/o가 결합된 경우에서도 chori/o의 연결모음 "o"가 생략 되지 않아 연결형과 연결형이 결합하는 경우에는 모음으로 시작하는 연결형 용어의 앞에 있는 또 다른 연결형의 연결모음 "o"는 보편적으로 생략되지 않는다.

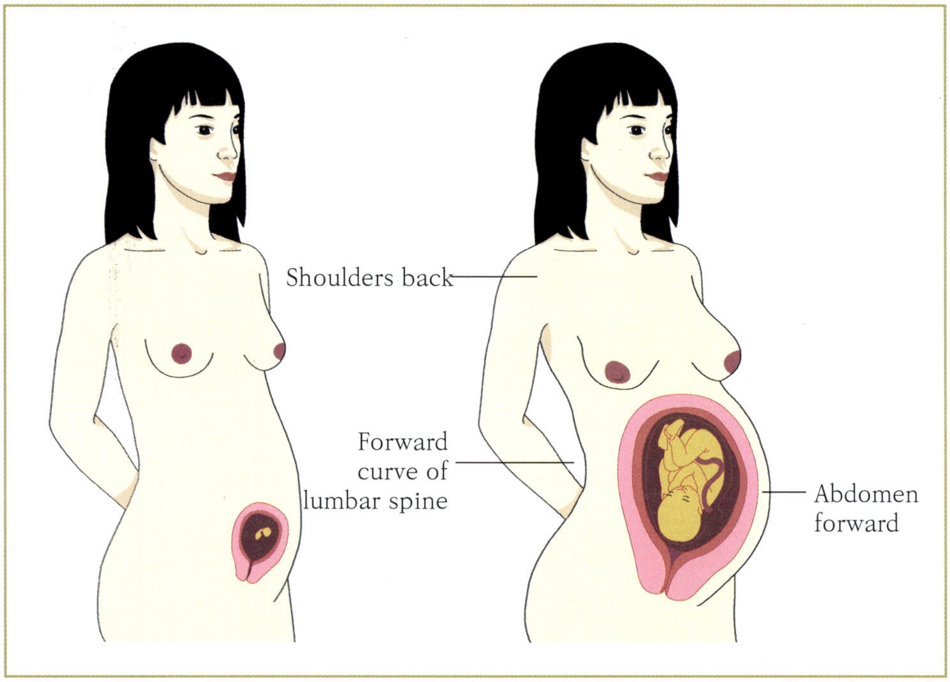

그림 6-12 Pregnancy(임신)

3. 주요용어설명

amniocentesis	양막천자	양수를 얻기 위하여 복벽을 통하여 자궁 내로 천공을 행하는 것.
pelvimetry	골반계측법	태아의 출산이 늦어질 때 태아의 머리 크기와 골반의 각도 및 용적을 측정하여 비교하기 위한 방사선 촬영법.

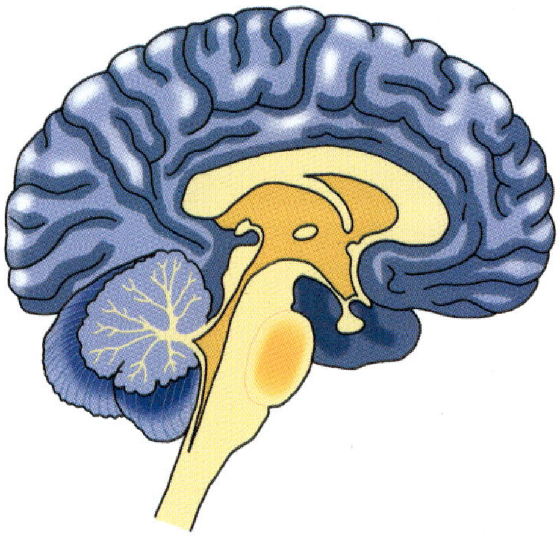

CHAPTER 2-7

신경계통(Nervous System)

신경계통은 인체의 모든 신경조직을 포함하며, 인체의 한 부분에서 다른 부분으로 정보나 명령을 전달한다. 신경계통의 기능은 내부, 외부환경의 지각을 전달, 지각정보의 통합, 수의적 활동과 불수의적 활동의 조정, 말단구조와 기관계통의 조절기능을 한다.

학습목표

- 신경계통에 관련된 일반적인 해부학용어를 학습하게 된다.
- 신경계통에 관련된 일반적인 복합어를 이해하도록 한다.
- 신경계통에 관련된 증상, 질병, 치료에 관한 용어를 분석하여 그의 의미를 알 수 있도록 한다.
- 신경계통과 관련하여 사용되는 연결형, 접두사, 접미사 그리고 그에 대한 용어 및 의미에 대하여 공부하게 된다.

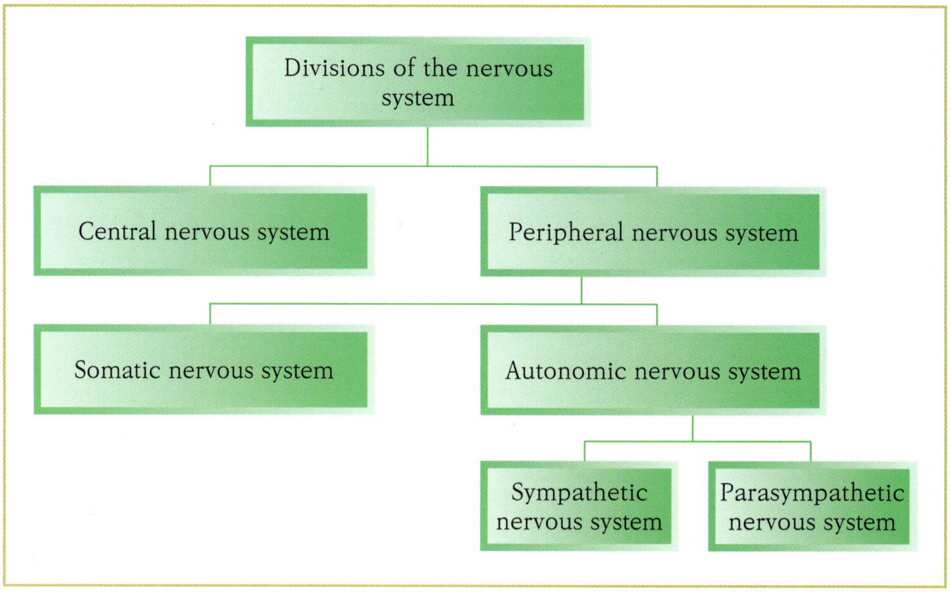

그림 7-1 Division of the nervous system(신경계통 분류)

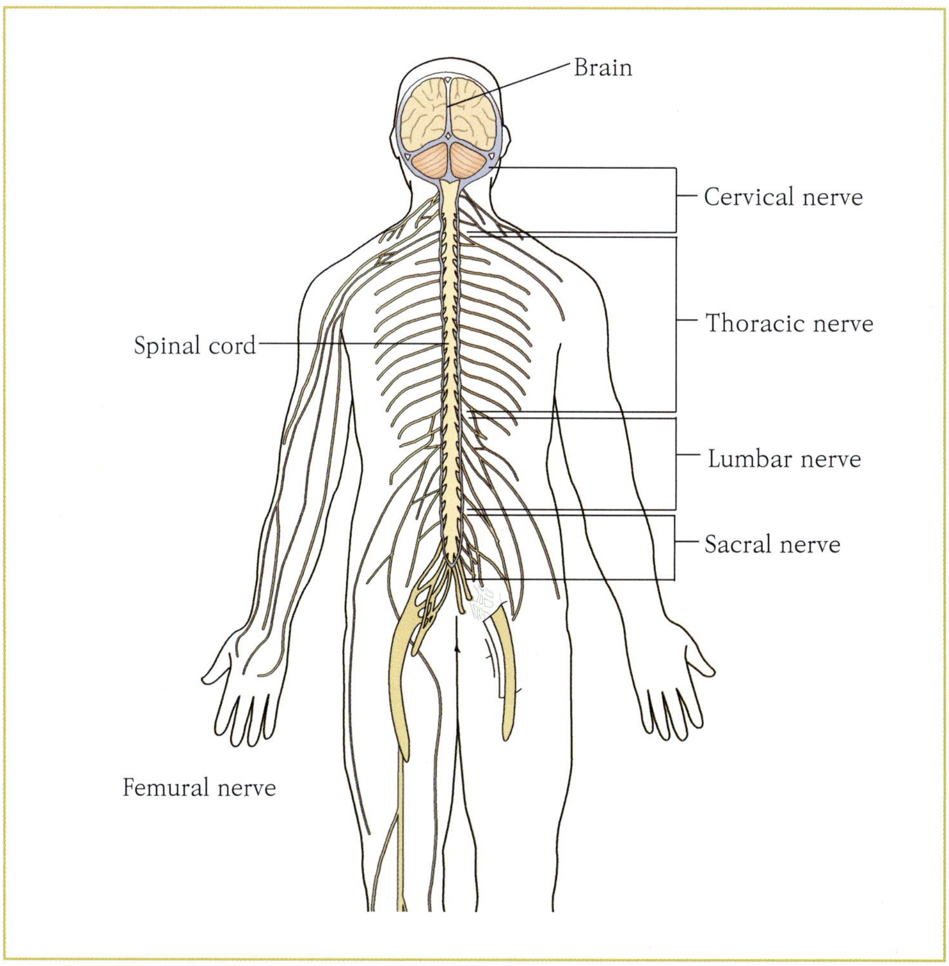

그림 7-2 Distribution of nerve(신경의 분포도)

Ⅰ. 신경계통의 주요용어

1. 어 근

Combining form	Anatomical team	Meaning
cerebr/o, encephal/o	brain	뇌(대뇌)
spin/o	spine	척추(수)
cortic/o	cortex	겉질(피질)
gyr/o	gyrus	이랑, 회전
mening/o	meninges	수막(뇌척수막)
nerv/o, neur/o	nerve	신경
medull/o, myel/o	medulla	속질(골수)
gli/o	glioblast	아교(아교모세포)
kinesi/o	movement	운동
narc/o	numbness, stupor	마취, 혼수(무감각, 혼미)
thalam/o	thalamus, chamber	시상(방, 실, 함)
ton/o	tension, tone	긴장, 장력
gangli/o	ganglia	신경절, 결절종
plex/o	network	얼기총, 집망(얽힌구조)
radicul/o	root of spinal nerve	척수신경뿌리
thec/o	sheath(of menings)	막(집)
algesi/o, alg/o	pain	통증, 동통
esthesi/o	nervous sensation	감각(피부촉각)

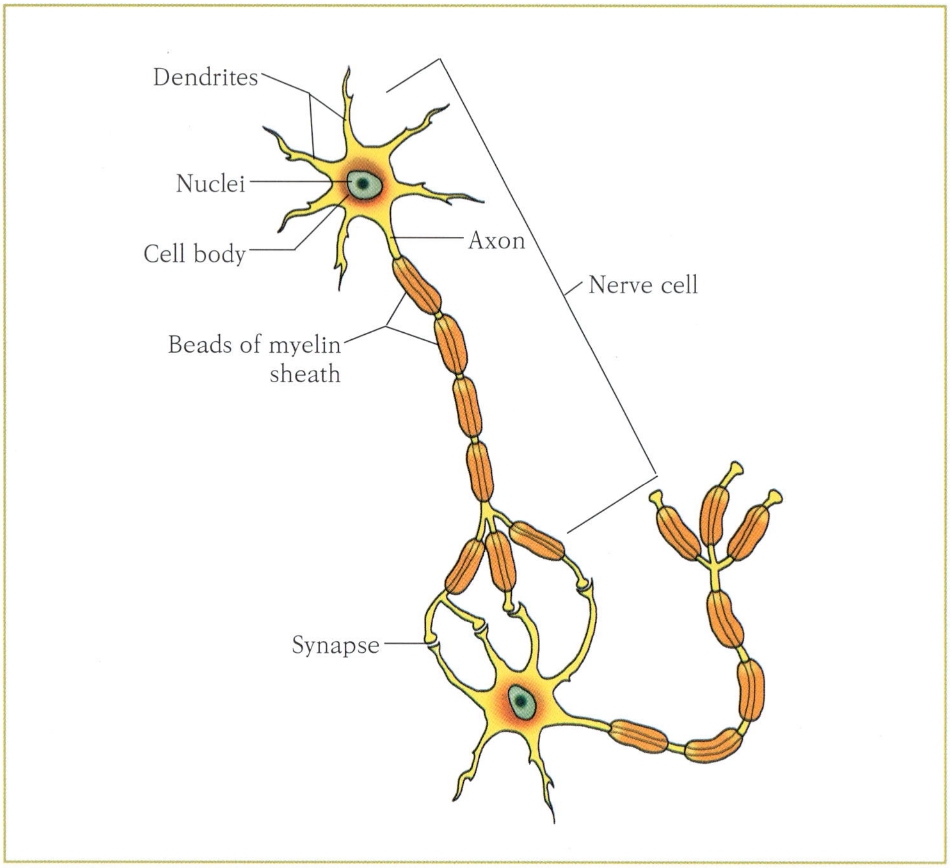

그림 7-3 Neuron(신경원)

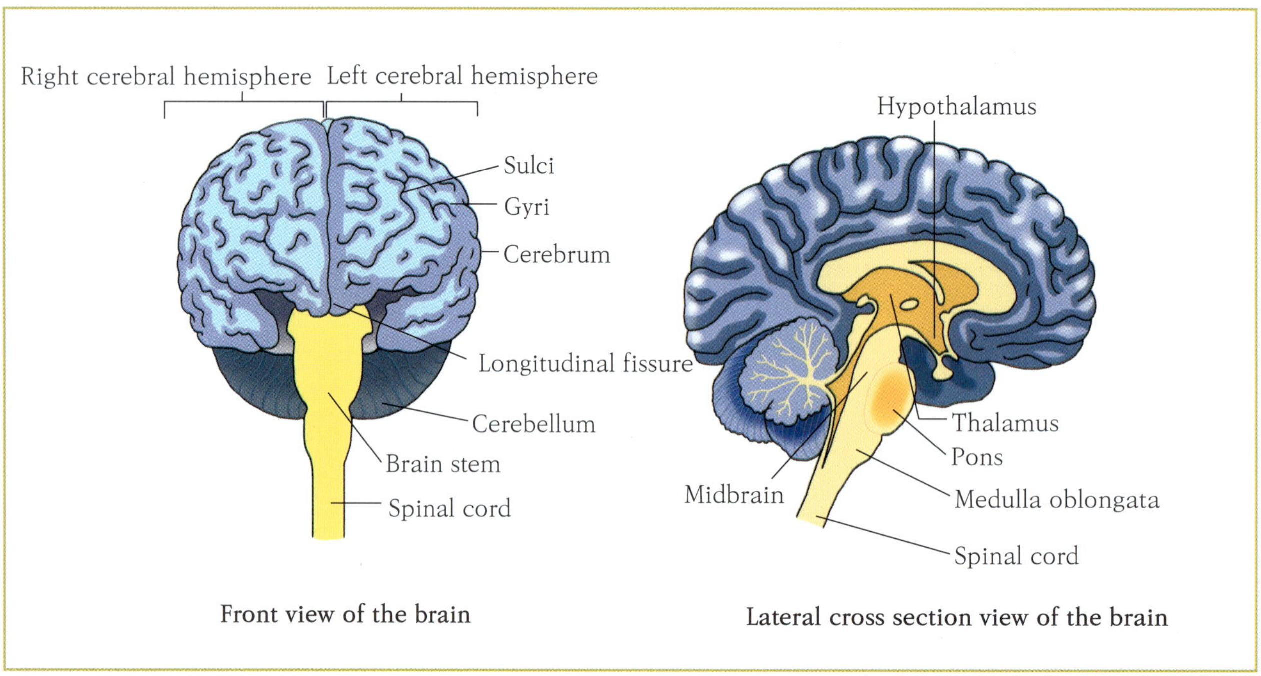

그림 7-4 Localized functions of the cerebrum(대뇌의 기능적 영역)

2. 증상, 질병 및 치료에 관한 의학용어

cerebr/o 뇌

cerebromalacia	malacia 연화증	뇌연화증
cerebrospinal	spinal 척수-	뇌척수-

encephal/o 뇌

encephalitis	itis 염	뇌염
anencephaly	an ~이 없는	무뇌증(뇌없음증)

spin/o 척추

spinal	al ~에 관한	척추(수)-
spinobulbar	bulbar 숨뇌(연수)	척추숨뇌(연수)-

cortic/o 겉질

corticospinal	spinal 척수-	겉질(피질)척수-
corticospinal tract	tract 길(로)	겉질척수로(피질척수로)

gyr/o 이랑

gyrus rectus	rectus 곧은	곧은이랑
gyrospasm	spasm 경련	두부회전경련

mening/o 수막

meningitis	itis 염	수막염
meningorrhea	rrhea 유출	수막내출혈
meningocele	cele 탈출증	수막탈출증

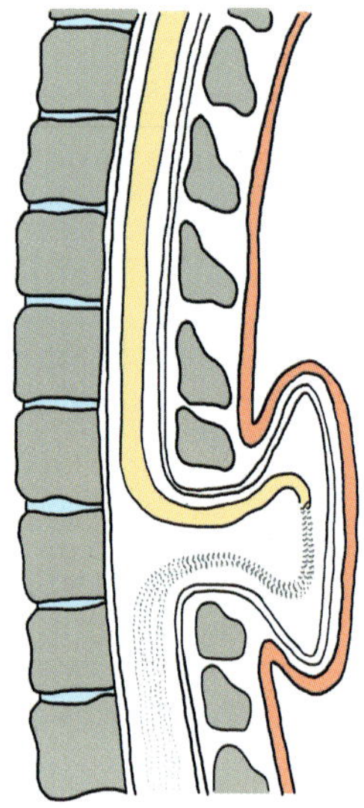

그림 7-5 Meningocele(수막탈출증)

nerv/o 신경

nervous asthenopia	asthenopia 눈 피로	신경눈피로
nervous disease	disease 병	신경병(질환)

neur/o 신경

neuralgia	algia 통증	신경통
neurectomy	ectomy 절제술	신경절제술

medull/o 속질

medulloblast	blast 모세포	속질모세포
medullitis	itis 염(증)	골수염, 척수염

myel/o 속질

myelocele	cele 종류(공동)	척수탈출증
myelomeningitis	meningitis 수막염(증)	척수수막염

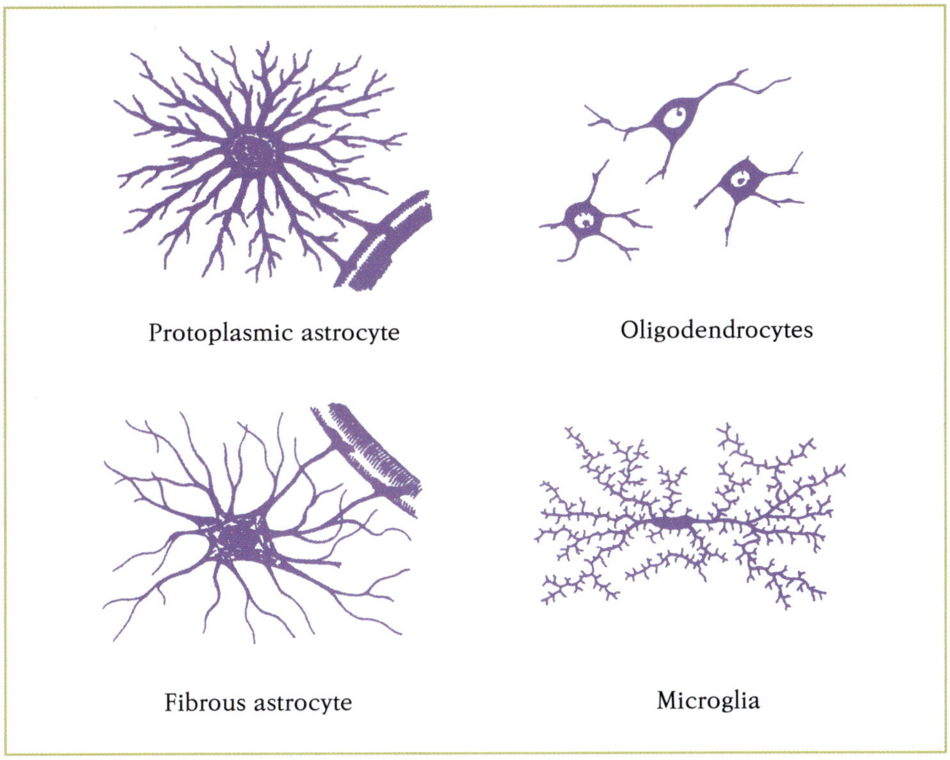

그림 7-6 Glial cells(신경교 세포)

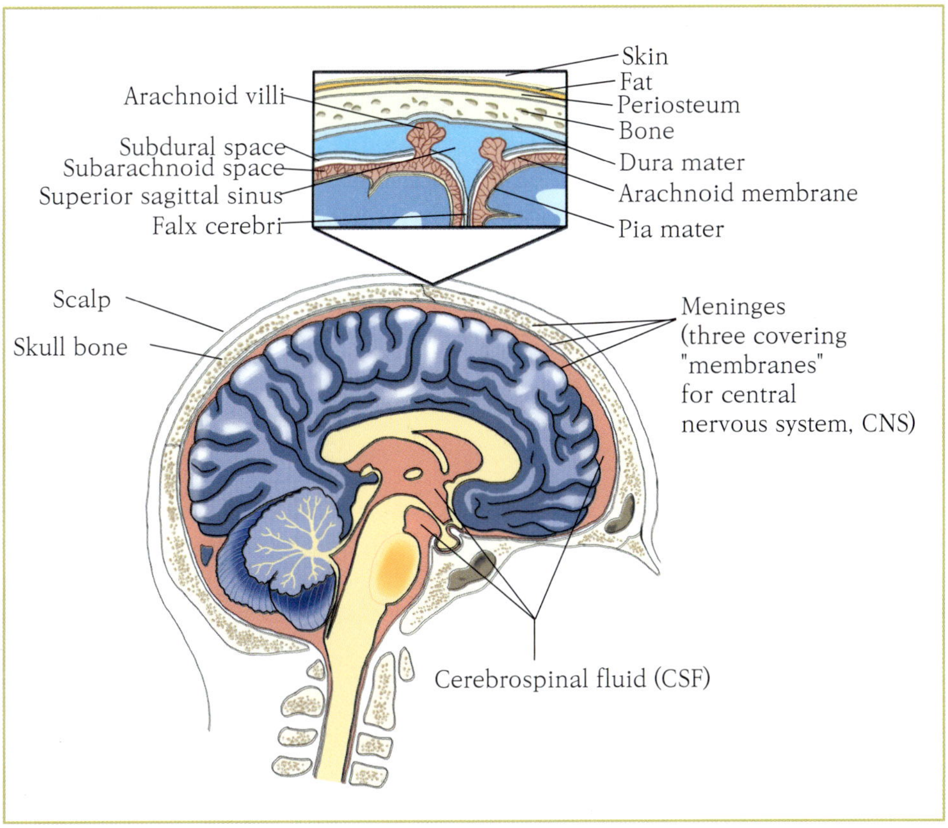

그림 7-7 The brain and meninges(뇌와 뇌막)

gli/o 아교

gliofiboma	fibroma 섬유종	신경아교섬유종
gliocyte	cyte 세포	아교세포

kinesi/o 운동

kinesiology	logy 학문	운동학
kinesiineurosis	neurosis 신경증	운동신경증
kinesiotherapy	therapy 치료	운동요법

narc/o 마취

narcoma	coma 혼수	마취성혼수
narcotism	tism 상태	마취(중독)

thalam/o 시상

thalamus	us 구조, 조직	시상
thalamocortical	cortical 겉질-	시상겉질-

ton/o 긴장

tonoclonic	clonic 간대성-	강직간대성-
tonofibrill	fibril 섬유	당김원섬유

gangli/o 신경절

ganglion	on 단수형접미사	신경절, 결절종
ganglioplegia	plegia 마비	신경절마비

plex/o 얼기총

branchioplexus	branchio 위팔	위팔신경얼기
lumbosacral plexus	lumbosacral 허리엉치-	허리엉치신경얼기

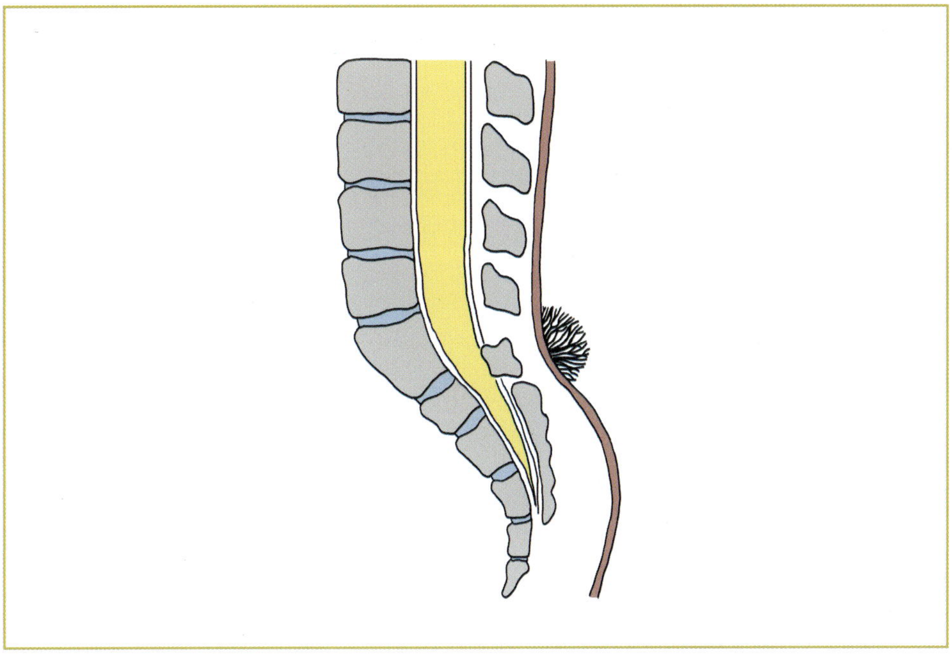

그림 7-8 Spina bifida occulta(숨은척추갈림증)

radicul/o 신경뿌리

radiculitis	itis 염(증)	신경뿌리염
radiculomyelopathy	myelopathy 척수병증	뿌리척수병증

thec/o 막

intrathecal	intra 안, 내부	막(초)내-
thecostegnosis	ostegnosis 협착	힘줄집수축(협착)

algesi/o 통증

algesiogenic	genic 발생-	통각발생-
analgesia	an ~이 없는	무통각

alg/o 통증

algophobia	phobia 공포(증)	동통공포증
algodystrophy	dystrophy 공포(증)	통증성퇴행위축

esthesi/o 감각

	anesthesia	an ~이 없는	마취, 무감각
	hyperesthesia	hyper 과잉	감각과민

KEY POINT

anencephaly는 뇌없음증이라는 의미를 가진 의학용어로 ~없는 이라는 의미의 접두사 an-, 내부라는 의미의 접두사 en-, 머리의 의미인 연결형 cephal/o, 그리고 병적상태를 뜻하는 접미사 -y가 결합하여 이루어진 용어이다. 이때 접미사 -y 앞에 있는 cephal/o의 연결모음 "o"가 생략되었다.

3. 주요용어설명

anencephaly	무뇌증(뇌없음증)	태생기에 신경구의 전방부 유합부전으로 두개골이 형성하지 않는 뇌형성 부전증.
encephalitis	뇌염	일본뇌염의 경우 모기가 매개하는 B형 아보바이러스가 원인균으로 우리나라의 경우 주로 여름철에 어린이에게 침범한다.
myelomeningitis	척수막염	병원체에 의해 척수수막에 염증을 일으키는 질환
neuroblastoma	신경모세포종	수질의 교감신경 성분에서 발생하는 악성 종양으로 주로 소아에서 발생함.

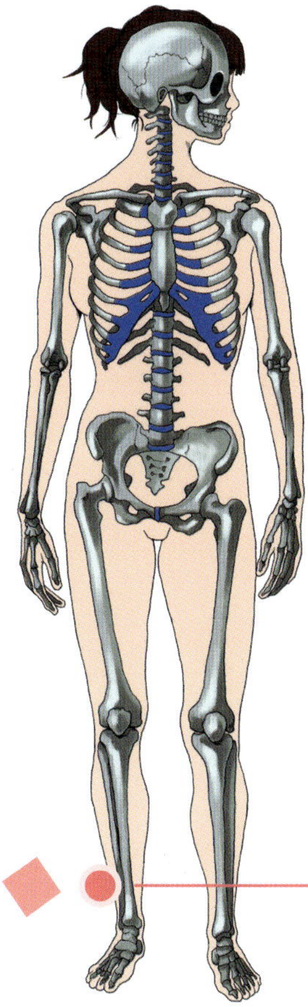

CHAPTER 2-8

뼈대(골격)계통 (Skeletal System)

뼈대는 신체를 지지함과 내부장기를 보호하고 근육의 운동 및 조혈작용을 한다. 뼈는 골격근에 의하여 운동이 일어나며, 뼈의 속부분은 비어 있고, 내부에 골수(bone marrow)가 있으며, 골수는 중요한 조혈기관으로서 혈액세포인 적혈구, 백혈구 및 혈소판을 생산하게 된다. 뼈는 생김새에 따라 긴뼈(long bone), 짧은뼈(short bone), 납작뼈(flat bone), 공기뼈(pneumatic bone)로 분류한다.

학습목표

- 뼈대계통과 관련된 기본적인 해부학적 용어를 익히게 된다.
- 뼈대계통에 이용되는 연결형 용어를 학습하게 된다.
- 신체운동과 관련된 뼈대계통 용어를 알 수 있도록 한다.
- 뼈대계통과 관련된 증상, 질병, 치료에 관한 용어를 분석하여 그의 의미를 이해하도록 한다.
- 뼈대계통과 관련하여 사용되는 연결형, 접두사, 접미사 그리고 증상, 질병, 치료에 관한 용어와 의미를 공부하게 된다.

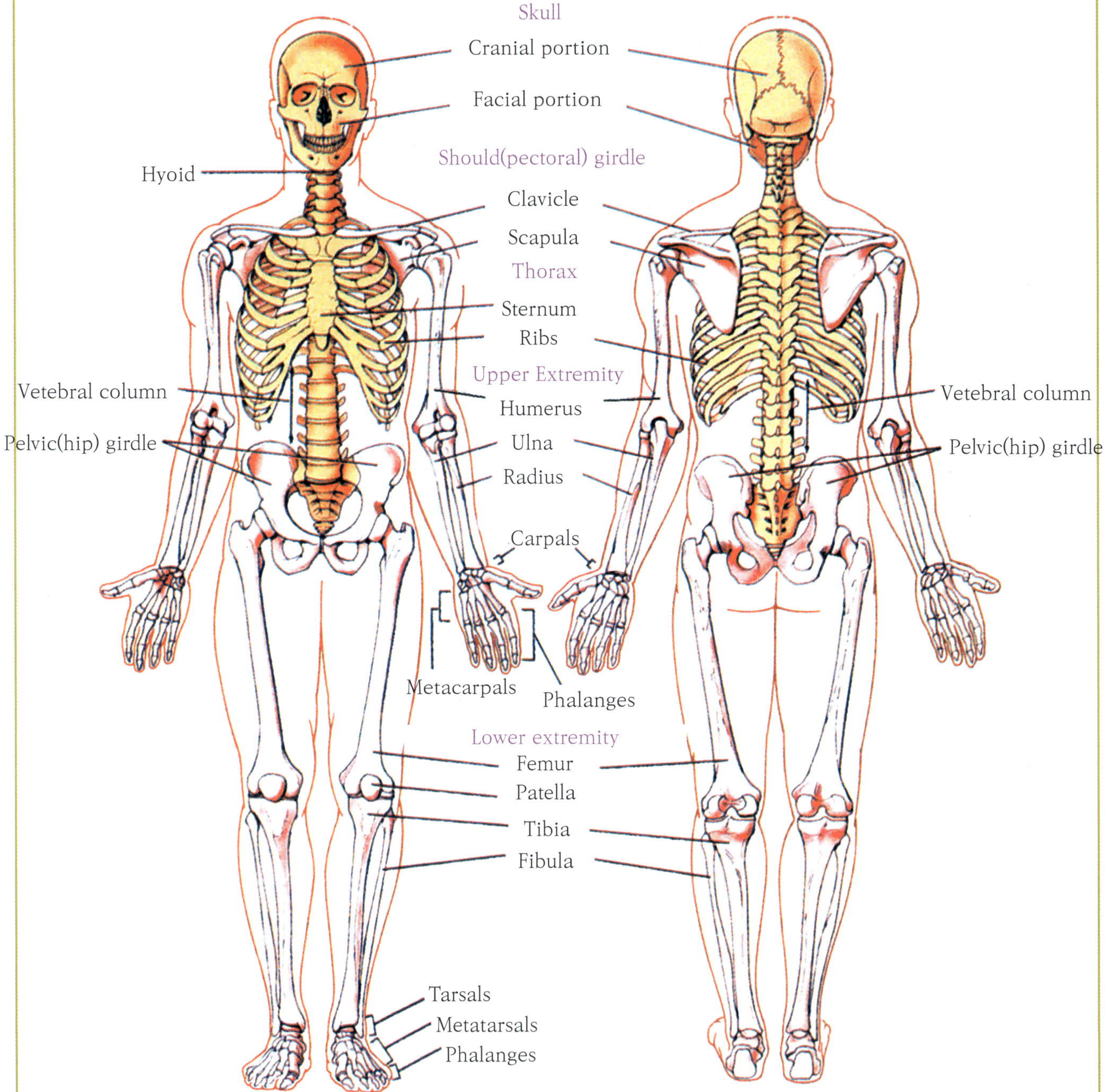

그림 8-1 Skeletal system(골격계)

Ⅰ. 머리부와 턱얼굴부 (Head and Maxillofacial Region)

머리뼈(skull)는 머리부와 턱얼굴부위로 구분되어 있으며, 머리뼈는 15종 28개의 뼈로 구성되어 턱관절(temporomandibular) 이외는 봉합(suture)으로 연결되어 있다. 머리뼈는 뇌를 보호하는 상부의 머리안(cranial cavity)과 눈확(orbit), 코안(nasal cavity), 입안(oral cavity)으로 구성되는 얼굴뼈들(facial bones)로 나눌 수 있다.

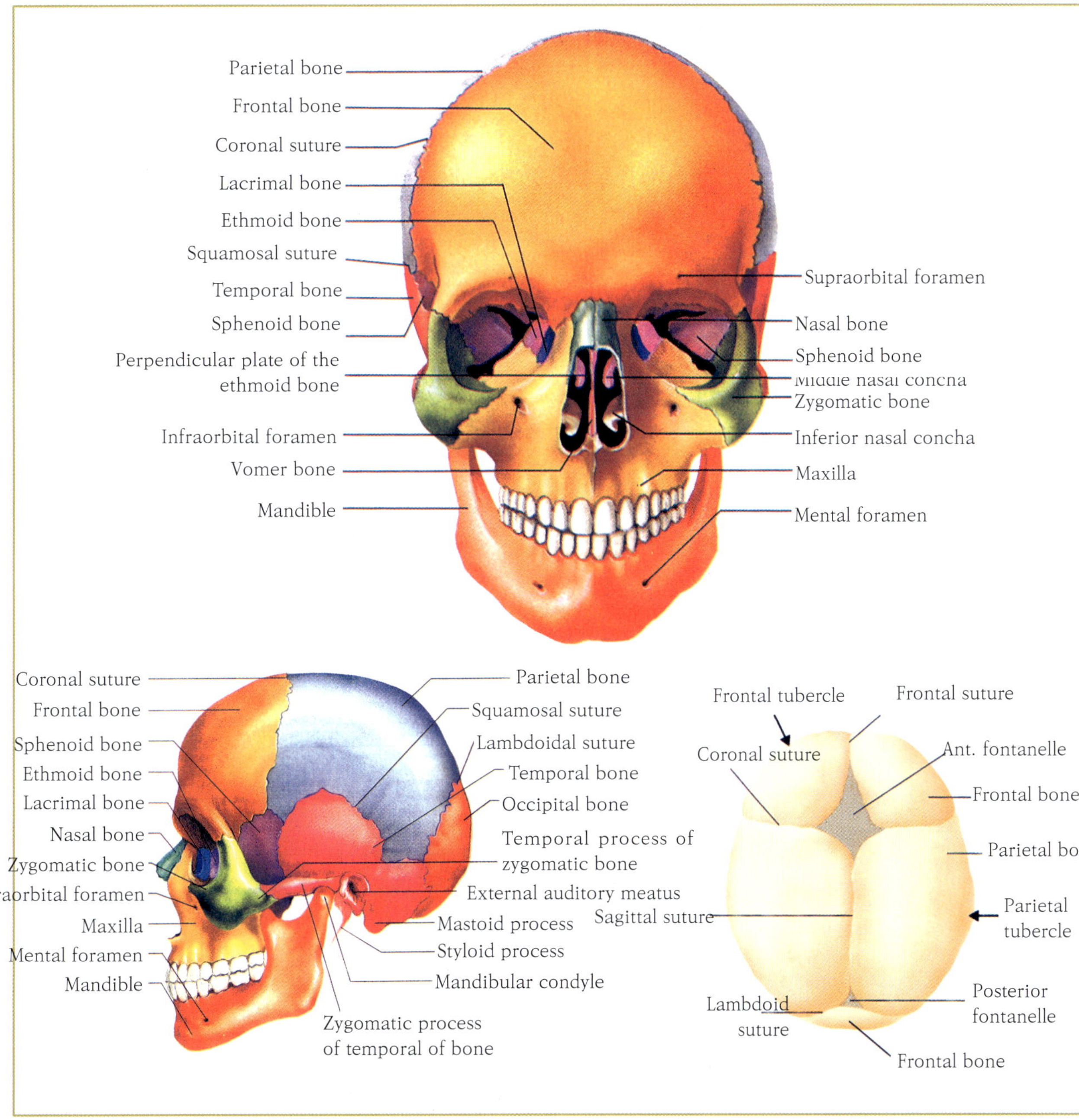

그림 8-2 Skull(머리뼈)

1. 어 근

Combining form	Anatomical team	Meaning
cephal/o	head	두부, 머리(상부 의미)
crani/o	skull	머리뼈, 두개골
gnath/o	jaw, chin	턱(악)
maxil/o	maxila, upper jaw bone	위턱뼈(상악골)
mandibul/o	mandible, lower jaw bone	아래턱뼈(하악골)
zyg/o	zygoma	광대뼈(관골)

2. 증상, 질병 및 치료에 관한 의학용어

cephal/o 머리

cephalomeningitis	meningitis 수막염	머리수막염
cephalonia	ia 병적상태	거대머리증

crani/o 머리뼈

cranioschisis	schisis 균열, 분열	머리뼈갈림증
craniotomy	tomy 절개술	머리뼈절개술

gnath/o 턱

gnathodynia	dynia 통증	턱통증
gnathoplasty	plasty 성형술	턱성형술

maxil/o 위턱뼈

maxillitis	itis 염(증)	위턱뼈염
maxilllary protrusion	protrusion 돌출(전돌)	위턱뼈돌출(전돌)

mandibul/o 아래턱뼈

mandibular angle	angle 각	아래턱뼈각
mandibular foramen	foramen 구멍	아래턱뼈구멍

zyg/o 광대뼈

zygomatic process	process 돌기	광대돌기
zygomatic region	region 부위	광대부위

KEY POINT

cephalomeningitis는 머리수막염이라는 의미로 사용되고 있으며, 연결형cephl/o(머리), 연결형 mening/o(수막), 접미사 -itis(염증)가 결합하여 이루어진 용어로 접미사가 모음으로 시작하므로 연결형 mening/o의 연결모음 "o"가 생략되었다.

3. 주요용어설명

cranioschisis	머리뼈갈림증	두개골이 선천적으로 개구 되어 있는 상태.
craniotomy	머리뼈절개술	죽은 태아를 만출(娩出)하기 위해 머리 크기를 축소하는 수술.

Ⅱ. 몸통뼈계(Bones of Trunk)

몸통뼈는 척주(vertebral column)와 가슴뼈(thorax bones)로 구성되어 있다. 척주는 목뼈(cervical spine), 등뼈(thoracic spine), 허리뼈(lumbar spine), 엉치뼈(sacrum), 꼬리뼈(coccyx)로 구성된 32~35개의 척추뼈(vertebra)로 되어있으며, 몸통뼈는 1개의 복장뼈(sternum), 12쌍의 갈비뼈(rib)로 이루어져 있다.

1. 어근

Combining form	Anatomical team	Meaning
cervic/o	neck	목(경부)
cost/o	ribs	갈비뼈(늑골)
rachi/o, spondyl/o **vertebr/o**	spine, vertebra	척추뼈
stern/o	sternum	복장뼈(흉골)

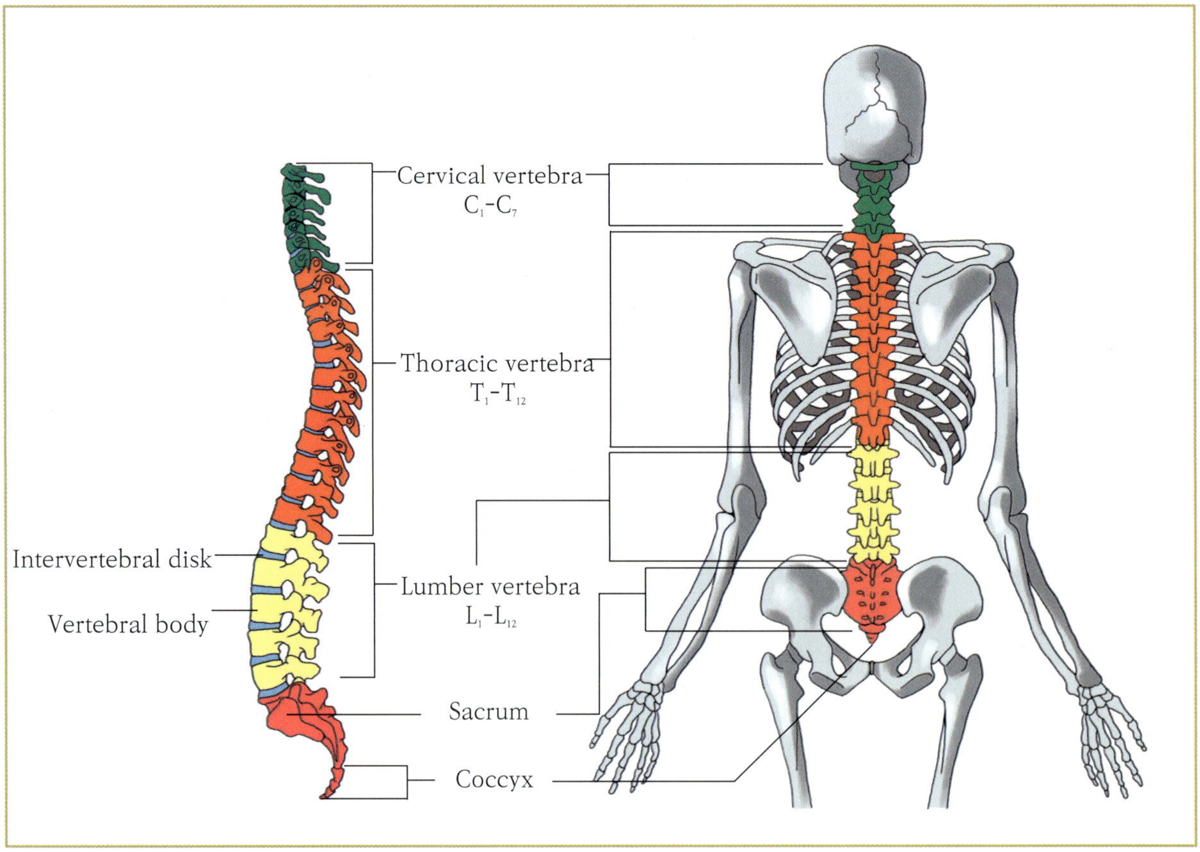

그림 8-3 Vetebral column(척주)

thorac/o	chest	가슴(흉부)
ili/o	ilium	엉덩뼈(장골)
ischi/o	ischium	궁둥뼈(좌골)
lumb/o	loins	허리(요부)

2. 증상, 질병 및 치료에 관한 의학용어

cervic/o 목

cervicodynia	dynia 통증	목통증
cervicofacial	facial 얼굴-	목얼굴-

cost/o 갈비(뼈)

costovertebral	vertebral 척추-	갈비척추-
costoscapular	scapular 어깨뼈-	갈비어깨뼈-

rachi/o 척추(뼈)

rachioplegia	plegia 마비	척추마비
rachioscoliosis	scoliosis 옆굽음증	척추옆굽음증

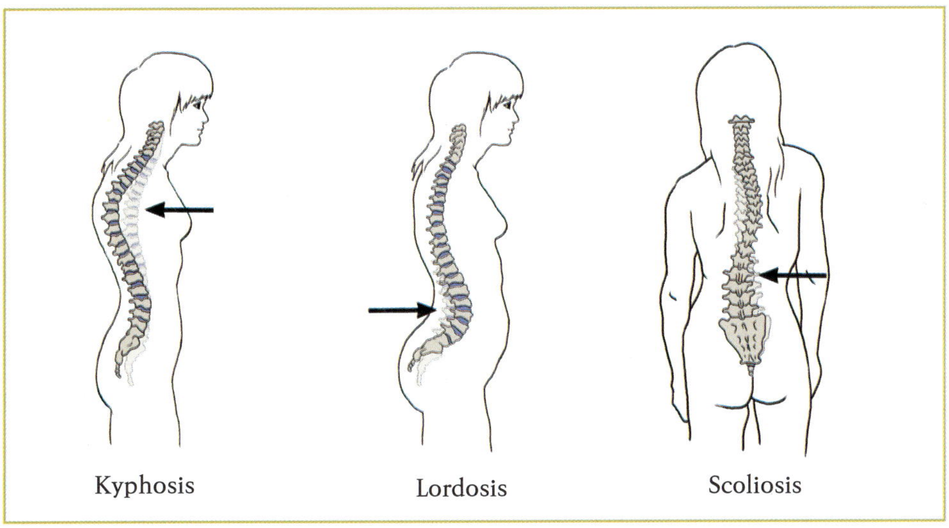

그림 8-4 Spinal curvatures(척추굽이)

spondyl/o 척추(뼈)

spondylosis	sis 병적상태	척추증
spondylisthesis	listhesis 전위증	척추전방전위증

vertebr/o 척추(뼈)

vertebrochondral	chondral 연골-	척추연골-
vertebrocostal	costal 갈비-	척추갈비뼈-

stern/o 복장(뼈)

sternocleidomastoid	cleidomastoid 빗장꼭지돌기성	복장빗장꼭지돌기성
sternohyoid	hyoid 목뿔-	복장목뿔-

thorac/o 가슴

thoracacromial	acromial 어깨봉우리-	가슴어깨봉우리-
thoracostenosis	stenosis 협착(증)	가슴협착증

ili/o 엉덩(뼈)

ilioinguinal	inguinal 샅굴-	엉덩샅굴-
iliofemoral	femoral 넙다리-	엉덩넙다리-

ischi/o 궁둥(뼈)

ischiococcygeal	coccygeal 꼬리뼈-	궁둥꼬리뼈-
ischialgia	algia 통증	궁둥통증

lumb/o 허리

lumbodynia	dynia 통증	허리통증
lumbosacral	sacral 엉치-	허리엉치-

KEY POINT

sternocleidomastoid는 복장빗장꼭지돌기성이라는 의미를 가지고 있으며, stern/o(복장뼈), cleid/o(빗장뼈), mastoid(꼭지돌기성)가 결합하여 이루어진 용어이다. 이때 mastoid는 유사한 성질을 가지고 있는 의미의 접미사 -oid가 mast/o와 결합하여 이루어진 용어이다.

3. 주요용어설명

rachioscoliosis 척추옆굽음증
척추가 측방으로 만곡 혹은 편위되어 있는 기형적인 형태로 주위의 장기를 압박 또는 전위시켜 기능장애를 초래하고 수명을 단축시킬 수도 있다.

spondylolisthesis 척추전방전위증
척추 후궁의 협부에 양측성으로 결손이 되어 추체가 전방으로 전위를 일으키는 증상.

conipression fracture 압박골절
뼈중에서도 특히 척추와 같은 짧은 뼈에서 자주 발생하는 골절로 골조직이 파괴되고 이에 따라 해당 뼈가 찌부러지는 골절.

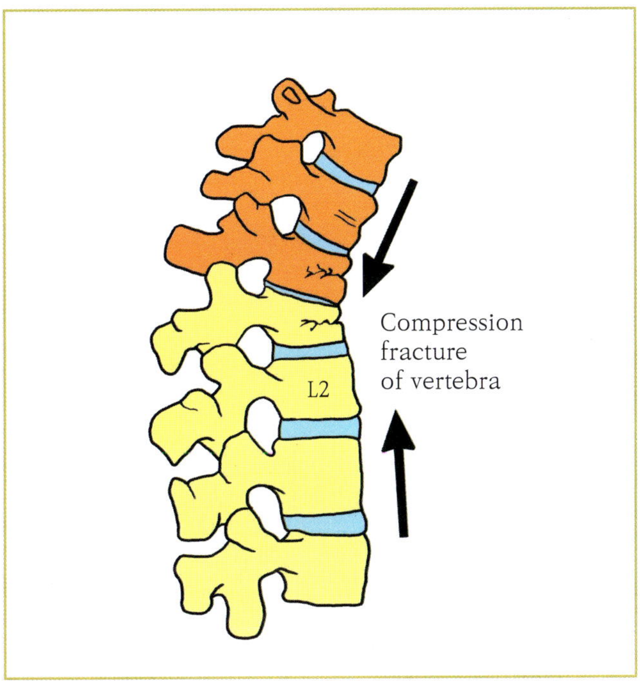

그림 8-5 Compression fracture(압박골절 형태)

Ⅲ. 팔뼈(Upper Extremities)

팔뼈(upper extremities)는 빗장뼈(clavicle), 어깨뼈(scapula), 위팔뼈(humerus), 노뼈(radius), 자뼈(ulna), 손목뼈(carpal bone), 손허리뼈(metacarpal bone), 손가락뼈(phalanges)로 구성되어 있다.

1. 어 근

Combining form	Anatomical team	Meaning
brachi/o	arm	위팔(팔)
carp/o	wrist bone	손목뼈
cheir/o, man/o	hand	손(수)
dactyl/o	a finger or toe	손(발)가락
humer/o	humerus	위팔뼈
metacarp/o	bone of the hand	손허리뼈(중수골)
phalang/o	bone of finger or toe	손(발)가락 뼈

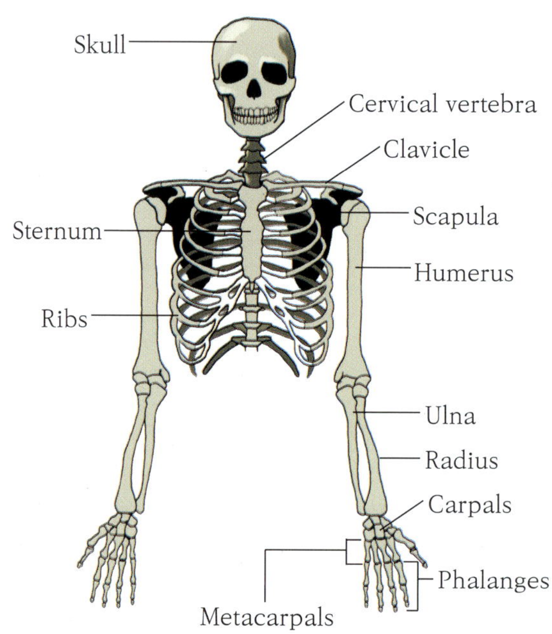

그림 8-6 Upper extremities(팔뼈)

2. 증상, 질병 및 치료에 관한 용어

brachi/o 위 팔

brachioplexus	plexus 얼기	팔신경얼기
brachiocubital	cubital 팔꿈치-	팔팔꿈치-

carp/o 손목뼈

carpometacarpal	metacarpal 손허리뼈-	손목허리뼈-
carpoptosis	ptosis 처짐증	손목처짐증

cheir/o 손

cheirokinesthetic	kinesthetic 운동지각-	손운동감각-
cheiromegaly	megaly 거대(큰)	큰손증

man/o 손

manus cava	cava 오목	오목손
manicure	cure 치료	매니큐어
manipulation	pulation 조작	손치료

dactyl/o 손(발)가락

dactylospasm	spasm 연축(수축)	가락수축(손·발)
dactylomegaly	megaly 거대(증)	거대손(발)가락증

humer/o 위팔뼈

humeroulnar	ulnar 자뼈-	위팔자뼈-
humeroradial	radial 노뼈-	위팔노뼈-

phalang/o 손가락뼈

phalangitis	itis 염(증)	가락염(손·발)
phalangeal	eal ~에 관한	가락뼈-(손·발)

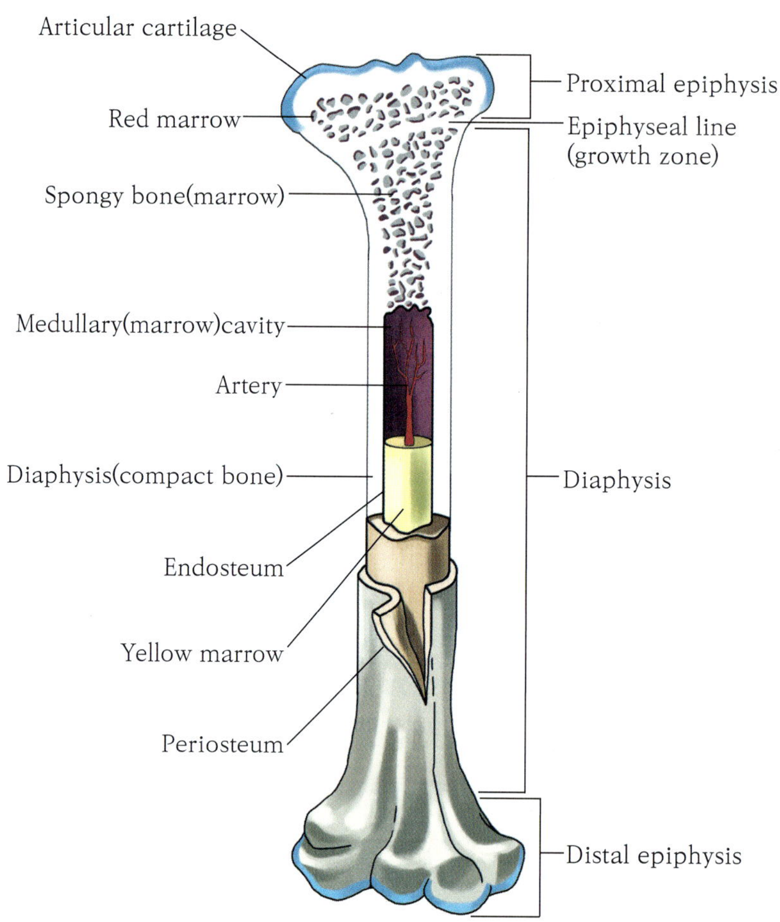

그림 8-7 Parts of a long bone(긴뼈의 구성)

KEY POINT

오목손이라는 용어인 manus cava에서 연결형 man/o에 연결된 접미사 -us는 구조를 나타내는 접미사로 -us가 모음으로 시작되어 man/o의 "o"가 생략되었다. 또한 manicure에서 mani는 manus의 복수형으로 접미사 -us가 -i로 변환된 것이다.

3. 주요용어설명

cheiromegaly	큰손증	선천성 손가락 기형으로 손이 비정상적으로 큰 증상.
mainpulation	도수(손)치료	치료사의 손에 의한 능동적인 운동한계를 넘어선 강제적이고, 순간적인 관절의 수동 운동.

Ⅳ. 다리뼈(Lower Extremities)

다리뼈(lower extremities)는 엉덩뼈(ilium), 궁둥뼈(ischium), 두덩뼈(pubis)로 이루어진 볼기뼈(hip bone)와 골반(pelvis), 넙다리뼈(femur), 무릎뼈(patella), 정강뼈(tibia), 종아리뼈(fibula), 발목뼈(tarsal bone), 발허리뼈(metatarsal bone), 발가락뼈(phalanges)로 구성되어 있다.

1. 어근

Combining form	Anatomical team	Meaning
pelv/o, pelv/i	pelvis	골반
pub/o	pubic bone	두덩(치골)
calcane/o	calcaneum	발꿈치뼈
equin/o	ankle	첨족(말발)
femor/o	femur	넙다리뼈
fibul/o	fibular	종아리뼈
patell/o	patella	무릎뼈
ped/i, ped/o, pod/o	foot	발

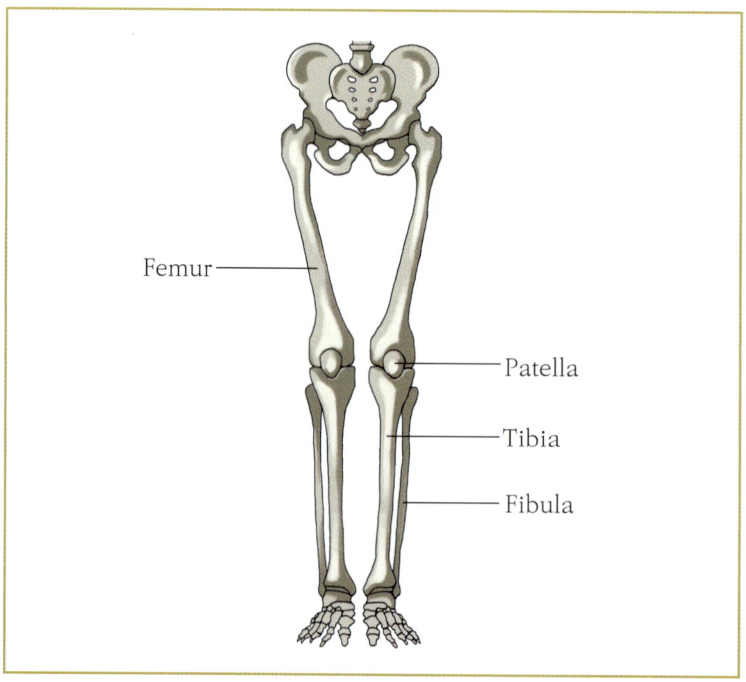

그림 8-7 Lower extremities(다리뼈)

tibi/o	tibia	정강이뼈
coxa	hip joint	엉덩관절
genu	knee joint	무릎관절

2. 증상, 질병 및 치료에 관한 용어

pelv/i 골반

pelvimetry	metry 계측(측정)법	골반계측(측정)법
pelviperitonitis	peritonitis 복막염	골반복막염

pelv/o 골반

pelvospondylitis	spondylitis 척추염	골반척추염

pub/o 두덩(뼈)

pubococcygeal	coccygeal 꼬리-	두덩꼬리-
pubovesical	vesical 방광-	두덩방광-

calcane/o 발꿈치뼈

calcaneocuboid	cuboid 입방-	발꿈치입방-
calcaneovalgocavus	valgocavus 바깥굽은휜발	발꿈치바깥굽은휜발

equin/o 말발

equinovarus	varus 안쪽들린(내반)	안쪽들린말발(내반첨족)
equinocavus	cavus 휜발	오목말발(첨요족)

femor/o 넙다리뼈

femorotibial	tibial 정강이뼈-	정강넙다리뼈-
femoroiliac	iliac 엉덩이뼈-	엉덩넙다리뼈-

fibul/o 종아리뼈

fibulocalcaneal	calcaneal 발꿈치뼈-	발꿈치종아리뼈-
fibular	ar ~에 관한	종아리뼈-

patell/o 무릎뼈

patellectomy	ectomy 절제술	무릎뼈절제술
patelliform	form 형태	무릎뼈모양

ped/i 발

pedialgia	algia 통증	발통증

ped/o 발

pedopathy	pathy 병	발병
pedorthics	orthics 교정술	발교정술

pod/o 발

podology	logy 학, 학문	족학

tibi/o 정강이뼈

tibiofibular	fibular 종아리뼈-	정강종아리뼈-
tibiotarsal	tarsal 발목뼈-	정강발목뼈-

coxa 엉덩관절

coxa vara	vara 굽은	굽은넙다리뼈(내반고)
coxa valga	valga 펴진	펴진넙다리뼈(외반고)

genu 무릎관절

genu extrorsum	extrorsum 밖굽이	밖굽이무릎(내반슬)
genu introsum	introsum 안굽이	안굽이무릎(외반슬)
genu recurvatum	recurvatum 지나치게 펴짐	젖힌무릎(전반슬)

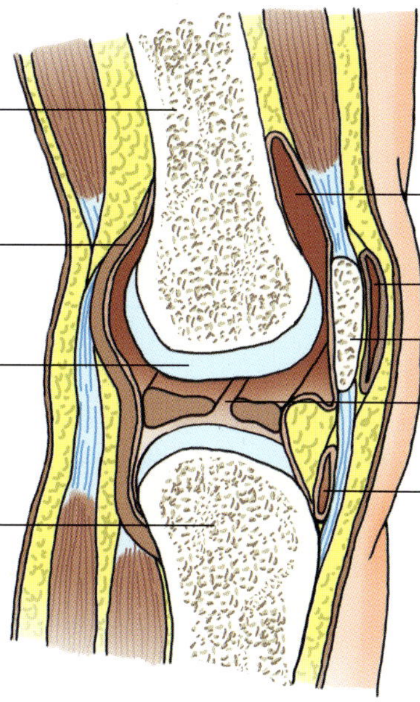

그림 8-8 Lateral view of knee joint(무릎관절의 가측면)

KEY POINT

calcaneovalgocavus(발꿈치바깥굽은휜발)는 발꿈치이라는 의미의 연결형 calcane/o, 바깥굽은의 뜻을 가진 접두사 valgo-, 그리고 휜발의 의미인 cavus와 결합하여 이루어진 의학용어이다.

3. 주요용어설명

equinism	말발(첨족)증	선천성 변형족으로 발의 앞부분 끝이 땅에 닿게 되어 걸을 때 발가락 끝으로 걷는 증상.

Ⅴ. 기타 관련용어

1. 어 근

Combining form	Anatomical team	Meaning
arthr/o	joint	관절
ankyl/o	stiffness, bent, crooked	유착, 굽은, 갈고리
chondr/o	cartilage	연골
myel/o	bone marrow, spinal cord	골수, 척수
orth/o	straight	똑바른, 정상, 직립
oste/o	bone	뼈(골)

2. 증상, 질병 및 치료에 관한 용어

arthr/o 관절

arthritis	itis 염(증)	관절염
arthroplasty	plasty 성형술	관절성형술

ankyl/o 유착

ankylosis	sis 병적상태	굳음증(강직)
ankylodactyly	dactyly 가락증	가락굳음증(손·발)

chondr/o 연골

chondrocyte	cyte 세포	연골세포
chondromalacia	malacia 연화증	연골연화증

myel/o 골수

myelocele	cele 탈출, 낭류	척수탈출증
myelodysplasia	dysplasia 형성이상증	척수형상이상증

orth/o 똑바른

orthopedics	pedics 발, 소아	정형외과
orthochorea	chorea 무도병	직립성무도병

oste/o 뼈

osteoma	oma 종, 종양	뼈종(골종)
osteochondrosis	chondrosis 연골증	뼈연골증

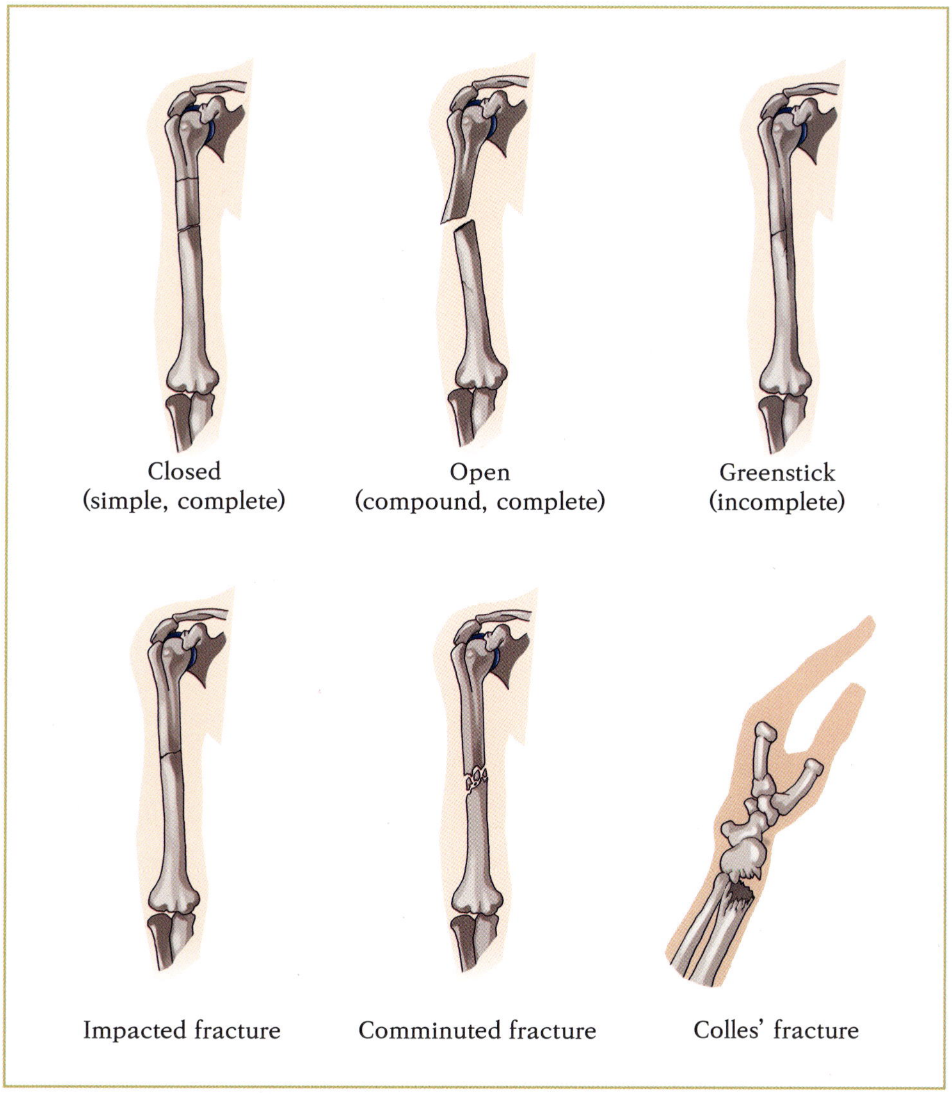

그림 8-9 Type of the fracture(골절형태)

3. 주요용어설명

chorea	무도병	기저핵 또는 뇌피질의 변성 또는 위축으로 나타나는 비정상적인 운동으로 마치 춤추는 듯한 움직임으로 일컬어 붙은 이름.
myelocele	척수탈출증	척수물질이 골성 척추관의 결손부를 통해서 돌출된 것.
osteochondrosis	골연골증	성장기의 소아에 나타나는 골단, 골기 혹은 일차골화 중심에서 무혈성 괴사를 묶어서 골연화증이라 부른다.

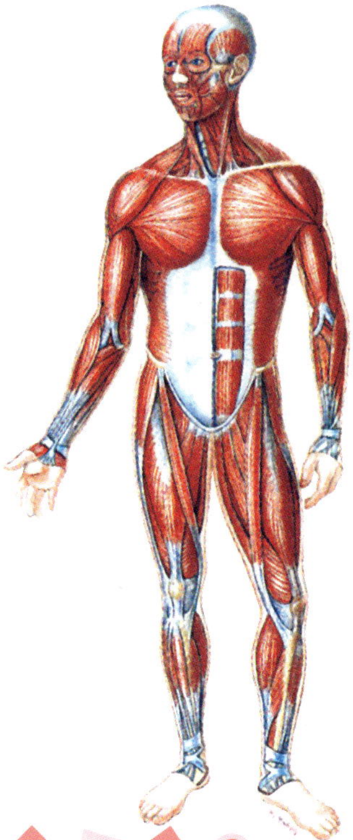

CHAPTER 2-9

근육계통 (Muscular System)

근육은 인체의 운동을 담당하며, 주로 골격계통에 부착하여 그 수축에 의해 운동을 일어키는 능동적 운동조직이다. 근육조직은 그의 기능적 특성에 의하여 마음대로 (수의)근(voluntary muscle), 불수의근(involuntary muscle)으로 나누어지며, 형태학적 특성에 따라 가로무늬근(횡문근, striated muscle)과 평활근(민무늬근, smooth muscle)으로 나누어진다.

학습목표

- 근육계통과 관련된 기본적인 해부학적 용어를 익히게 된다.
- 근육계통에 이용되는 연결형 용어를 학습하게 된다.
- 신체의 움직임과 관련된 근육계통 용어를 알 수 있도록 한다.
- 근육계통과 관련된 증상, 질병, 치료에 관한 용어를 분석하여 그의 의미를 이해하도록 한다.
- 근육계통과 관련하여 사용되는 연결형, 접두사, 접미사 그리고 증상, 질병, 치료에 관한 용어와 의미를 공부하게 된다.

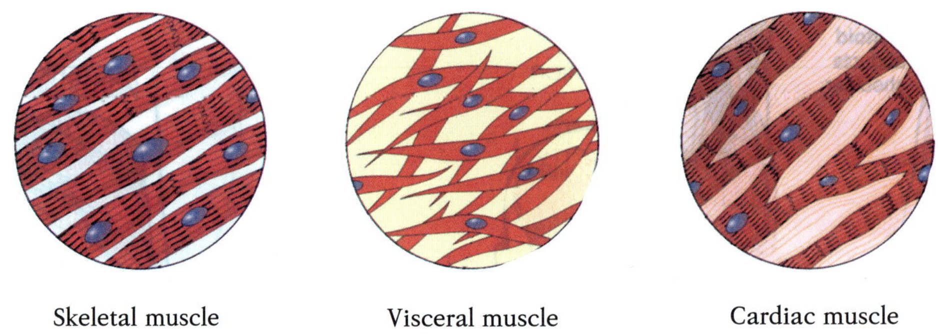

그림 9-1 Muscle tissue(근조직)

1. 어 근

Combining form	Anatomical team	Meaning
leiomy/o	smooth muscle	평활근
my/o	muscle	근육
rhabd/o	rod shaped	막대모양
ten/o, tend/o, tendin/o	tendon	힘줄

2. 증상, 질병 및 치료에 관한 용어

leiomy/o 평활근

leiomyoma	myoma 근종	평활근종
leiomyofibroma	fibroma 섬유종	평활근섬유종
leiomyosarcoma	sarcoma 육종	평활근육종

my/o 근육

myoatrophy	atrophy 위축	근육위축
myofascial	fascial 막-	근막-

rhabd/o 막대모양

rhabdoid	oid 유사한	막대모양-
rhabdomyoblast	myoblast 근포세포	막대모양(횡문)근모세포

ten/o 힘줄

tenotomy	tomy 절단술	힘줄절단술
tenosynovitis	synovitis 윤활막염	힘줄윤활막염

tend/o 힘줄

tendoplasty	plasty 성형술	힘줄성형술
tendolysis	lysis 박리(술)	힘줄박리(술)

tendin/o 힘줄

tendinitis	itis 염(증)	힘줄염
tendinosuture	suture 봉합	힘줄봉합

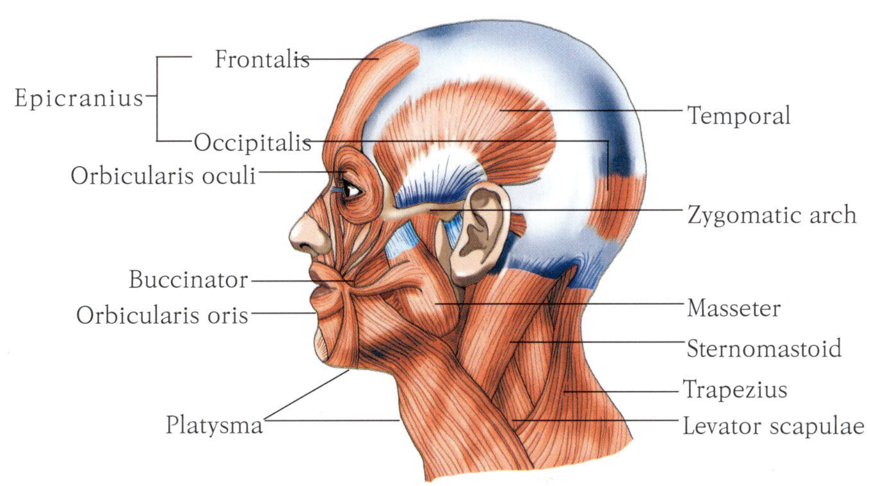

그림 9-2 Muscles of the head and neck(두경부 근육)

KEY POINT

평활근육종의 의미를 가지고 있는 leiomyosarcoma는 평활이라는 의미를 가진 접두사 leio-, 근의 의미를 가진 연결형 my/o, 비상피성 근육의 의미인 연결형 sarc/o, 그리고 종양의 의미를 가진 접미사 -oma가 결합하여 이루어진 복합어이다. 여기서 연결형 sarc/o가 자음으로 시작되므로 my/o의 연결모음 "o"가 생략되지 않았지만, sarc/o의 경우 뒤에 접미사 -oma가 모음으로 시작되어 연결모음 "o"가 생략되었다.

3. 주요용어설명

myofascitis	근육막염	근육 및 근막 특히 근의 골부착부의 염증.
myofibrosis	근육섬유증	근육조직이 섬유조직으로 변한 상태.
myasthenia gravis	중증근무력증	중증근육무력증은 항체가 아세틸콜린 수용체와 결합으로써 신경전달 물질을 차단하여 발병하고, 특징으로는 활동시 근위약과 피로를 호소하고 휴식시 회복되는 경향이 있다.

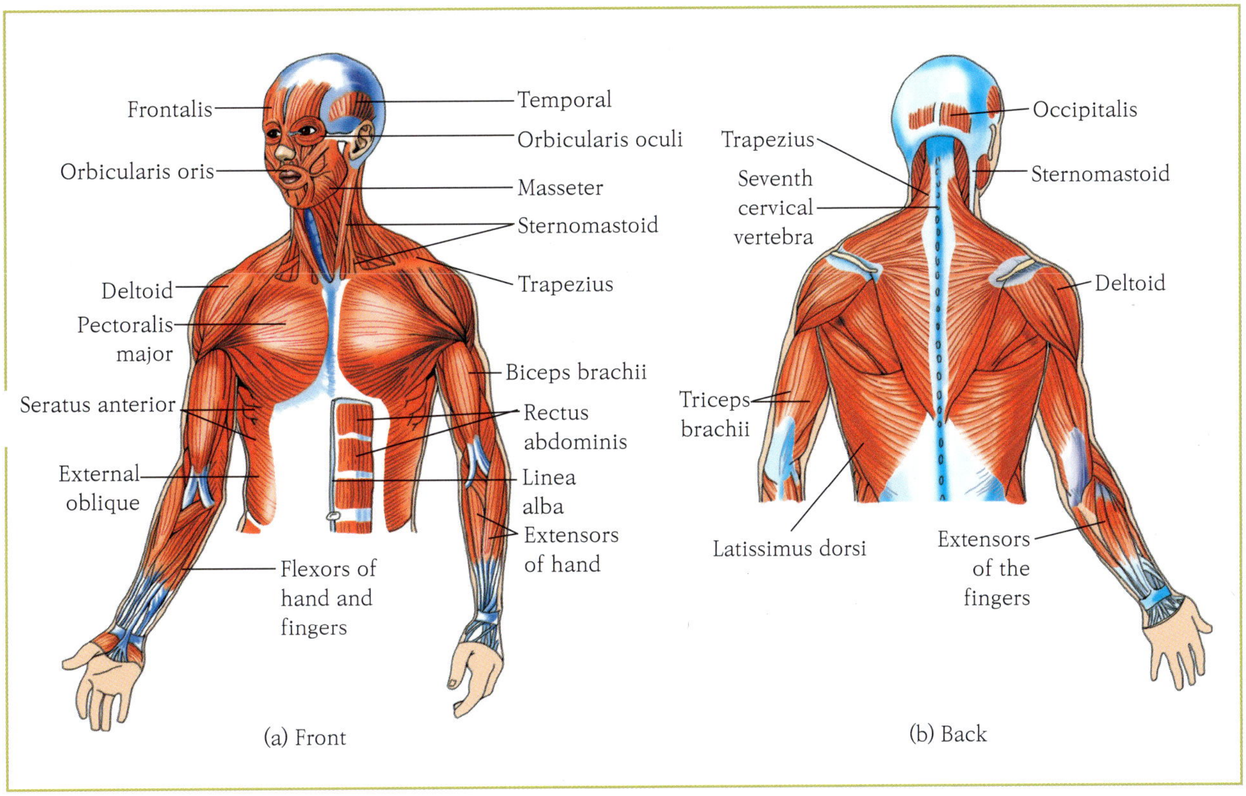

그림 9-3 Muscles of the upper extremities(팔근육)

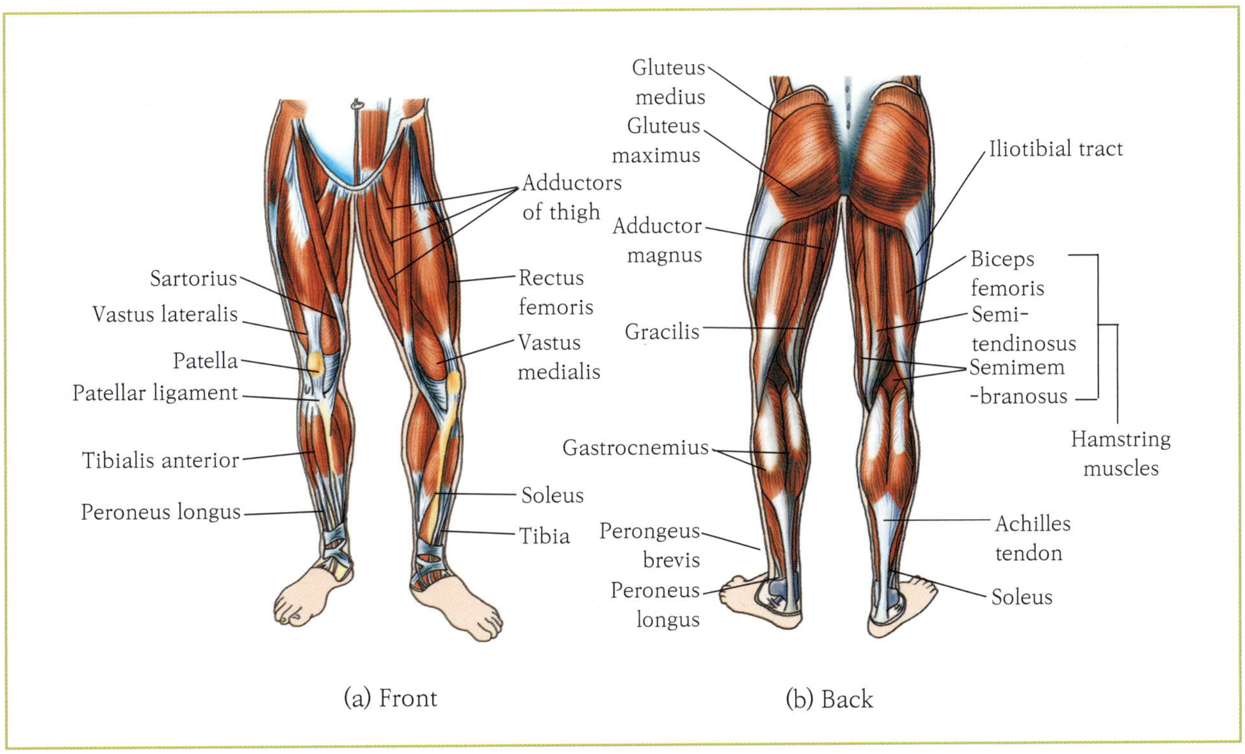

그림 9-4 Muscles of the extremities(다리근육)

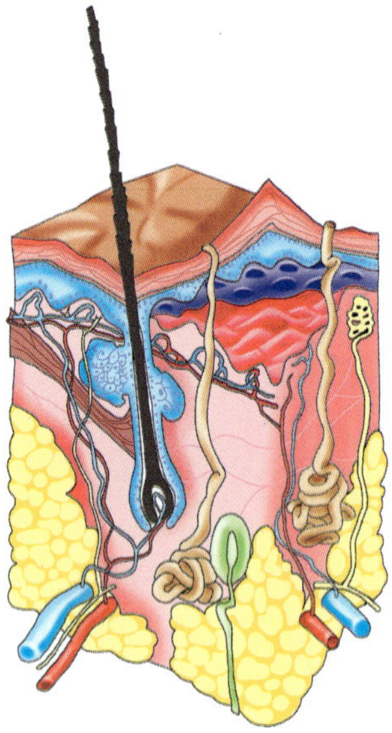

CHAPTER 2-10

외피계통 (Integumentary System)

외피는 몸의 표면을 덮고 있는 피부(skin)와 그 부속기관인 털(hair), 손발톱(nail) 및 몇몇의 피부샘(cutaneous gland)으로 이루어져 있으며, 주요 기능으로는 신체의 보호, 체온조절, 수분과 지방질을 배설하는 역할을 한다.

피부는 표피(epidermis), 진피(dermis), 피부밑(subcutaneous tissue)으로 이루어져 있고, 표피는 위에서부터 각질층(stratum corneum), 투명층(stratum lucidum), 과립층(stratum granulosum), 배아층(stratum germination)으로 구성된다. 또한 진피에는 혈관(blood vessel), 신경(nerve), 털집(hair follicle), 땀샘(sweat gland), 피지샘(sebaceous gland) 등이 포함되어 있다.

학습목표

- 외피계통과 관련된 기본 해부학용어를 그림을 통해 이해하도록 한다.
- 외피계통과 관련된 복합어를 이해할 수 있어야 한다.
- 복합어를 이용한 의학용어를 해석할 수 있도록 한다.
- 외피계통과 관련된 질병 및 수술용어의 뜻을 알고 접두사, 복합어, 접미사로 분석할 수 있게 한다.

1. 어 근

Combining form	Anatomical team	Meaning
derm/o, dermat/o, cutane/o	skin	피부
kerat/o, corn/i	horn, hard	각질
onych/o, ungu/o	nail	손발톱
hidr/o, sudor/o, sudor/i	sweat	땀
squam/o	scale	인설
adip/o, lip/o	fat	지방
trich/o, pil/o	hair	털
vesic/o	vesicle	물집(수포)

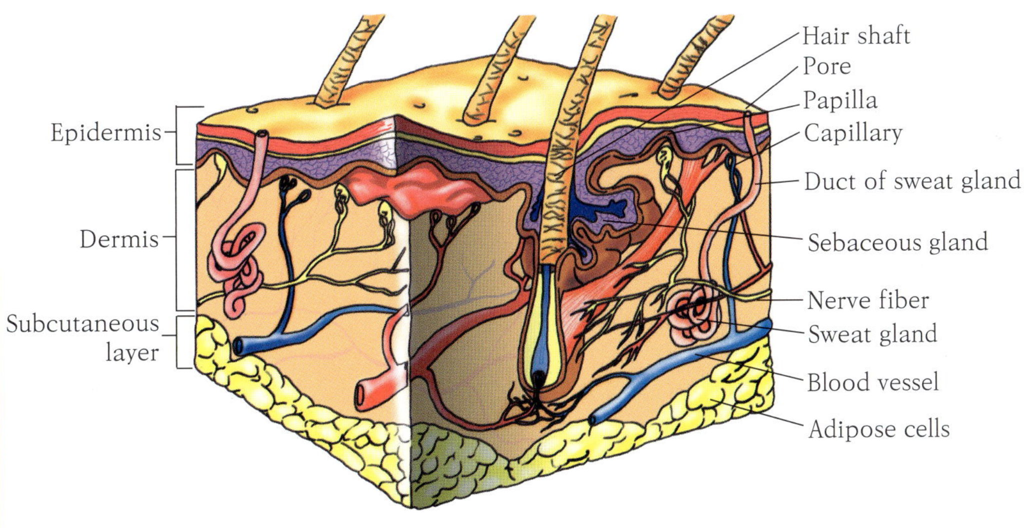

그림 10-1 Integumentary system(외피계)

2. 증상, 질병 및 치료에 관한 용어

derm/o 피부

dermabration	abration 박리	박피술
leukoderma	leuko 흰색	백색피부증
melanoderma	melano 검은색	멜라닌피부증(흑피증)

dermat/o 피부

dermatology	logy 학(문)	피부과학
dermatomycosis	mycosis 진균증	피부진균증
dermatitis	itis 염(증)	피부염

cutane/o 피부

cutaneous allergy	allergy 알레르기	피부알레르기
cutaneous disorder	disorder 질환	피부질환

kerat/o 각질

keratolysis	lysis 분해	각질분해
hyperkeratosis	hyper 정상이상	각화과다증

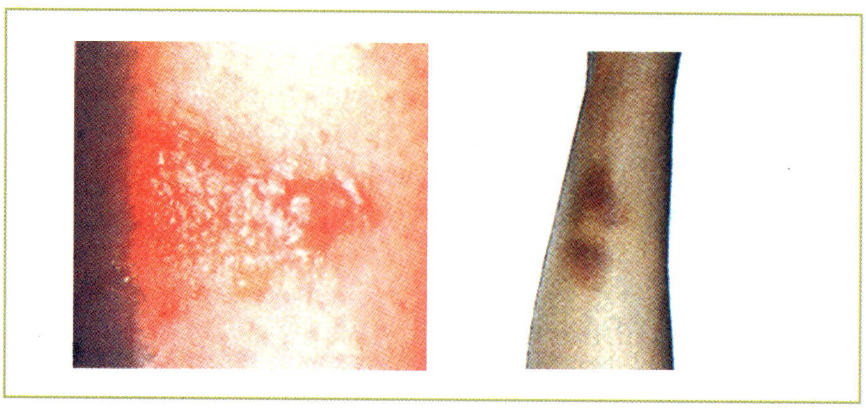

그림 10-2 Dermatitis(피부염)

corn/i 각질

cornification	ation 과정	각질화

onych/o 손발톱

onychomalacia	malacia 연화증	손발톱연화증
onychia	ia 병적상태	손발톱염
paronychia	par 주위	손발톱주위염

ungu/o 손발톱

periungual	peri 주위	손발톱주위

hidr/o 땀

hyperhidrosis	hyper 과잉	땀과다증
anhidrosis	an 없는, 아닌	땀없음증

sudor/o 땀

sudoresis	esis 병적상태	다한증

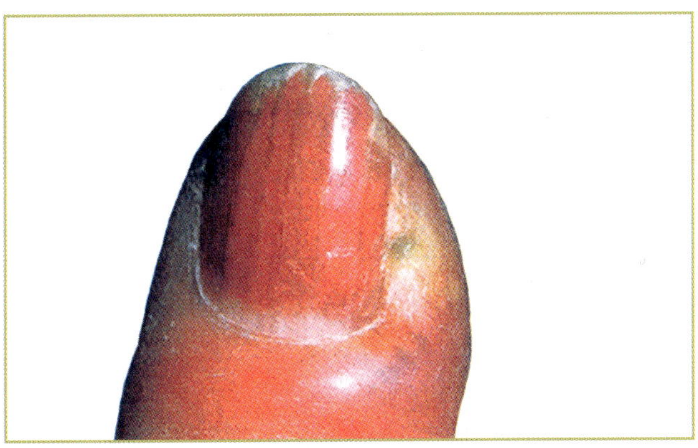

그림 10-3 Paronychia(손발톱주위염)

sudor/i 땀

sudorikeratosis	keratosis 각화증	한선각화증

squam/o 비늘, 평편

squamous cell carcinoma	carcinoma 암종	평편세포암종

adip/o 지방

adipectomy	ectomy 절제술	지방조직절제술

lip/o 지방

lipofibroma	fibroma 섬유종	지방섬유종

trich/o 털

trichomycosis	mycosis 진균증	털진균증

pil/o 털

pilosis	osis 병적상태	털과다증
pilerection	erection 세움	털세움

vesic/o 물집

vesicula	ula 작은	잔물집

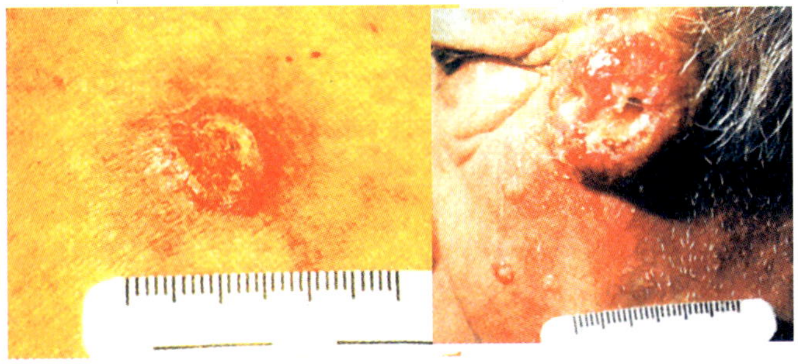

Basal cell(기저세포) Squamous cell(평편상피)

그림 10-4 Carcinoma(암종)

KEY POINT

백색피부증이라는 용어인 leukoderma와 흑피종이라는 의미인 melanoderma에서 -a는 어떠한 의미가 없는 명사적 형태의 접미사이다. 또한 paronychia는 손톱(발톱)주위염이라는 의미로 사용되는 용어로 주변, 주의라는 의미의 접두사 par-과 연결형 onych/o, 그리고 접미사 -ia가 결합하여 이루어진 용어이다.

3. 주요용어설명

dermatomycosis	피부진균증	진균류에 의한 피부와 그 부속기의 표재성 감염을 말한다.
keratosis	각화증	사마귀, 못이 박힌 것과 같은 각질조직의 발육성장을 말한다.
hyperhidrosis	땀과다증	신체에서 과잉적으로 땀이 발생하는 현상.

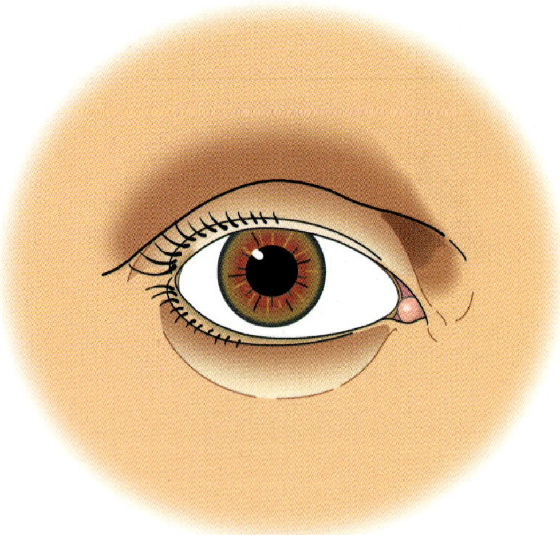

CHAPTER 2-11

특수 감각계통 (Special Sensory System)

감각수용기는 내부와 외부환경의 중요한 특징을 모니터한다. 특수감각기관은 후각, 미각, 청각, 및 평형감각을 감지하기 위하여 특수하게 분화된 감각 수용기들이다.

학습목표

- 감각기와 관련되어 사용되는 일반적인 결합형을 구별할 수 있다.
- 감각기 주요 구조를 지시하고 명명할 수 있다.
- 감각기와 관련된 일반적인 증상, 진단, 수술, 및 치료상의 용어를 이해한다.
- 감각기와 관련된 일반적인 진단시험 및 방법을 열거할 수 있다.

Ⅰ. 시각기관(Visual Organ)

시각기관(visual organ)은 사람에서 가장 복잡한 구조를 하고 있는 안구(eyeball)를 말하며, 여러 부속기관을 가지고 있다.

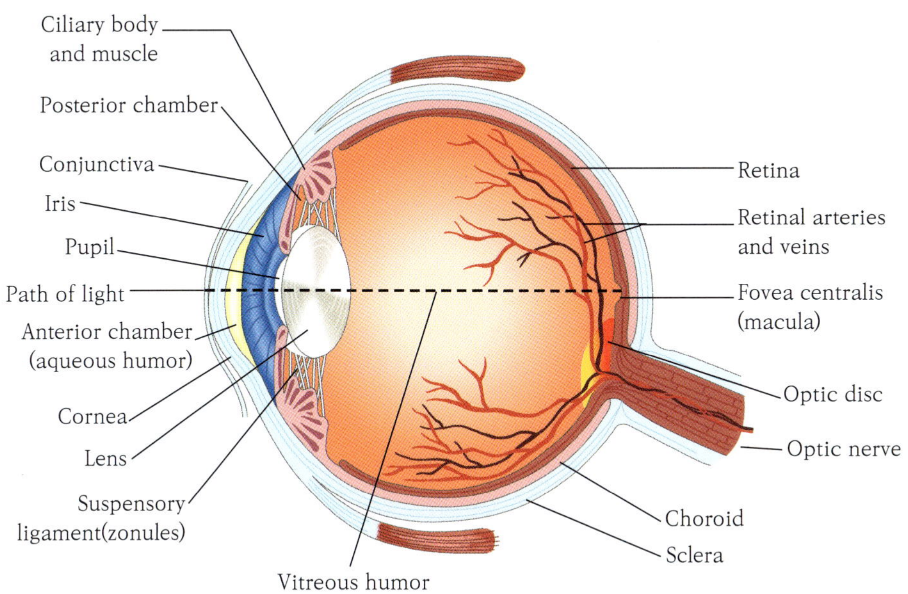

그림 11-1 Anatomy of the eyeball view(안구의 구조)

1. 어 근

Combining form	Anatomical team	Meaning
blephar/o, palpebr/o	eyelid	눈꺼풀
choroid/o	choroid	맥락막
conjunctiv/o	conjunctiva	결막
cor/o, pupill/o	pupil	동공
cycl/o	ciliary body	섬모체(모양체)
ir/o, irid/o	iris	홍채
kerat/o, corne.o	cornea	각막
lacrim/o, dacry/o	tears	눈물
ophthalm/o, ocul/o	eye	눈

opt/o	eye, vision	눈, 시야
phac/o, phak/o	crystalline lens	수정체
retin/o	retina	망막
scler/o	sclera	공막
uve/o	iris, ciliary body and choroid	포도막
vitre/o	glassy	유리체

2. 증상, 질병 및 치료에 관한 용어

blephar/o 눈꺼풀

blepharoptosis	ptosis 처짐증	눈꺼풀처짐증

choroid/o 맥락막

choroiditis	itis 염증	맥락막염

conjunctiv/o 결막

conjunctivitis	itis 염증	결막염

cor/o 동공

anisocoria	an ~아닌	동공부동
corectipia	ectipia 변위	동공(편)변위
corelysis	lysis 분리술	동공박리술

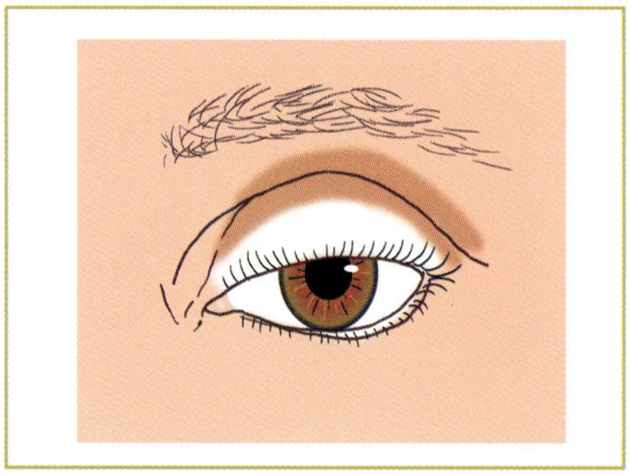

그림 11-2 Blepharoptosis(눈꺼풀처짐증)

pupill/o 동공

pupillometry	metry 측정법	동공측정법
pupillary dilatation	dilatation 확대	동공확대

cycl/o 섬모체

cycloplegia	plegia 마비	섬모체근마비
cyclitis	itis 염(증)	섬모체염

ir/o 홍체

iritis	itis 염(증)	홍채염
corneoirits	corneo 각막	각막홍채염
scleroiritis	sclero 공막	공막홍채염

irid/o 홍체

iridocele	cele 탈출	홍채탈출
iridomalacia	malacia 연화증	홍채연화증
iridorrhexis	rrhexis 파열	홍채파열
iridoptosis	ptosis 처짐증	홍채처짐증

kerat/o 각막

keratectasia	ectasia 확장증	각막확장증
keratocele	cele 탈출	각막낭종, 각막류
keratoplasty	plasty 성형술	각막형성술
keratorrhexis	orrhexis 파열	각막파열
keratoscleritis	scleritis 공막염	각막공막염

lacrim/o 눈물

lacrymal	al ~에 관한	눈물-
lacrimal gland	gland 샘	눈물샘
lacrimal sac	sac 낭, 주머니	눈물주머니

dacry/o 눈물

dacryocystitis	cystitis 낭염	눈물주머니염
dacryoadenalgia	adenalgia 샘통증	눈물샘통증
dacryoma	oma 종양	눈물관종
dacryolith	lith 돌	눈물길결석, 눈물길돌
dacryorrhea	rrhea 흐름	눈물흘림(다루증)

ophthalm/o 눈

ophthalmology	logy 학문	안과학
ophthalmologist	logist 학자	안과전문의

ocul/o 눈

oculopathy	pathy 병	눈병
ocular prosthesis	prosthesis 인공삽입물	의안

opt/o 눈, 시야

optometrist	metrist 계측사	눈계측사(안계측사)
optic neuritis	neuritis 신경염	시각신경염

phac/o 수정체

phacocystitis	cystitis 낭염	수정체낭염

phak/o 수정체

aphakia	a ~없는, 아닌	무수정체증

retin/o 망막

retinitis	itis 염(증)	망막염
retinopexy	pexy 고정술	망막고정술

scler/o 공막

scleral	al ~에 관한	공막-
scleritis	itis 염(증)	공막염

uve/o 포도막

uveitis	itis 염(증)	포도막염

vitre/o 유리체

vitrectomy	ectomy 절제술	유리체절제술

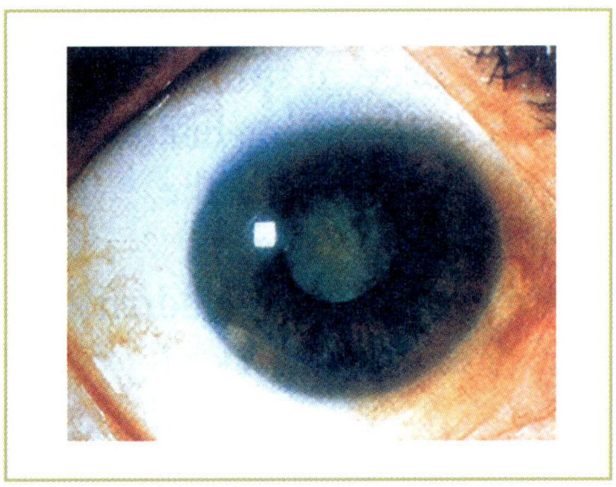

그림 11-3 Cataract(백내장)

KEY POINT

동공부동의 의미를 가진 anisocoria는 접두사 an-(~아닌), 접두사 iso-(동일한), 연결형 cor/o(동공), 그리고 접미사 -ia(병적상태)가 결합하여 이루어진 용어이다. 이때 접미사 -ia가 모음으로 시작하기 때문에 연결형 cor/o의 연결모음 "o"가 생략되었다. 또한 동공박리술이라는 의미의 corelysis에서 연결형 cor/o에 명사형 의미의 접미사 -e가 결합하여 이루어진 경우이다.

3. 주요용어설명

cataract	백내장	수정체가 혼탁해지는 질환으로 노인성 백내장은 원인을 알 수 없으나 서서히 진행되어 시력이 저하되므로 일종의 노화현상으로 볼 수 있다.
glaucoma	녹내장	안압이 상승하여 시신경유두의 함몰과 시야결손이 나타나는 증상으로 실명의 원인이 되며, 불빛을 볼 때 무지개가 나타나며 두통과 눈에 압박감을 느끼게 된다.
hordeolum, stye	맥립종(다래끼)	속 눈썹의 모근에 있는 피지선이 화농균에 감염되어 일어나는 급성 화농성 염증
chalazion	콩다래끼(산립종)	마이봄샘(Meibonian gland)의 만성 육아종성 염증으로 통증없이 안검의 피지선에서 유래된 작은 육아종이 촉지됨.

II. 청각과 평형감각 (Auditory and Equilibrium Sensory Organ)

청각기관(auditory organ)은 바깥귀(외이 : external ear), 가운데귀(중이 : middle ear), 속귀(내이 : internal ear)로 구성되어 있으며, 평형감각기관(equilibrium sensory organ)은 속귀에 붙어 있다.

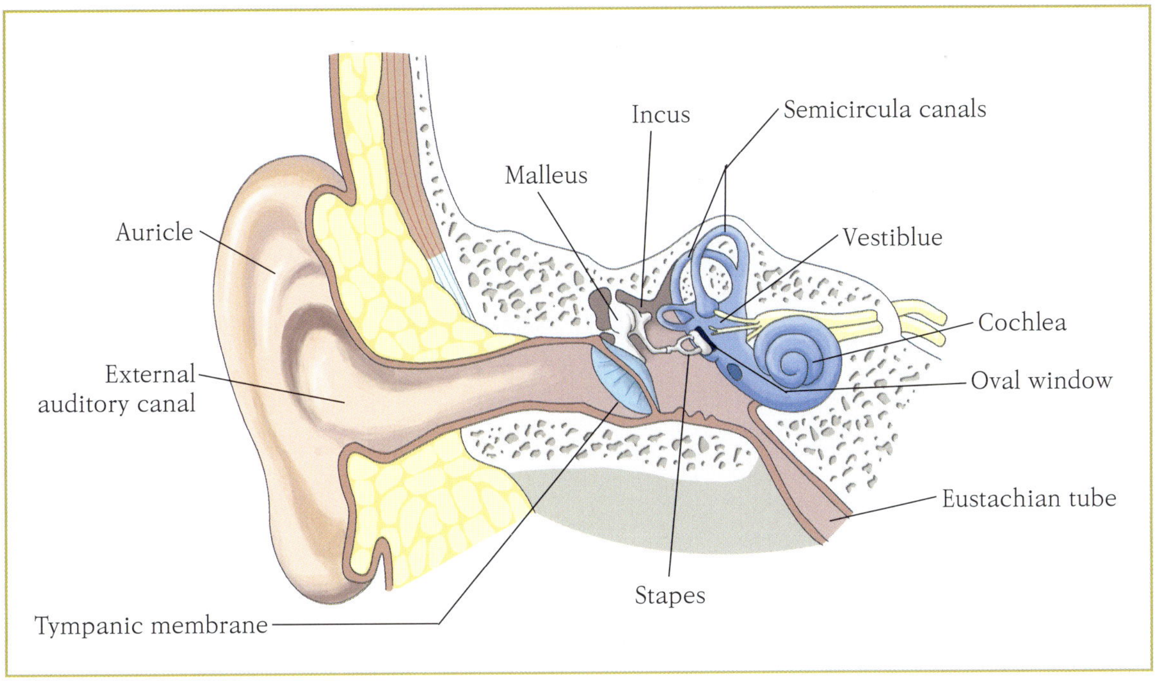

그림 11-4 Anatomy of the ear(귀의 구조)

1. 어근

Combining form	Anatomical team	Meaning
acous/o, audi/o, audit/o	hearing	청각, 청력
aur/o, auricul/o, ot/o	ear	귀
mastoid/o	mastoid process	꼭지돌기
myring/o, tympan/o	eardrum	고막(고실)
salping/o	auditory tube, eustachian tube	귀인두관
son/o	sound	소리

2. 증상, 질병 및 치료에 관한 용어

acous/o 청각

acoustic area	area 영역	청각구역
acoustic hyperesthesia	hyperesthesia 감각과민	청각과민

audi/o 청각

audiometry	metry 측정	청각측정검사

audit/o 청각

auditory disorder	disorder 장애	청력장애
auditory hallucination	hallucination 환각	환청

aur/o 귀

auroplastic	plastic 성형술-	귀성형술-

auricul/o 귀

auricular reconstruction	reconstruction 재건	귓바퀴재건

ot/o 귀

otorrhea	orrhea 흐름	귓물
otitis	itis 염(증)	가운데귀염
otodynia	dynia 통증	귀통증
otalgia	algia 통증	귀통증
otoscope	scope 관찰기구	이경(귀보개)

mastoid/o 꼭지돌기

mastoiditis	itis 염(증)	꼭지돌기염

myring/o 고막

	myringoplasty	plasty 성형술	고막성형술
	myringotomy	tomy 절개술	고막절개술

tympan/o 고막

	tympanitis	itis 염(증)	고막염

salping/o 귀인두관

	salpingitis	itis 염(증)	귀인두관염
	salpingectomy	ectomy 절제술	귀인두절제술

son/o 소리

	sonometer	meter 측정기	청력계

3. 주요용어설명

otitis media	가운데귀염	(1) 급성 화농성 가운데귀염 - 독감이나 폐렴 등에 걸렸을 때 감염균이 인두로부터 이관을 거쳐 중이강을 침입하여 일으키는 염증. (2) 만성 화농성 가운데귀염 - 급성 가운데귀염이나 급성 꼭지돌기염 등이 오래 경과 되면 만성 화농성 가운데귀염으로 됨.
tympanitis	고막염	고막의 염증.

Ⅲ. 후각(Smell Organ)

후각기관은 냄새를 맡는 기관으로서 양측 코 안 위쪽으로 코천장과 위 코선반 윗부분 점막에 약 2.5cm^2 넓이로 존재하며 후각세포(olfactory cell)와 버팀세포(supporting cell),로 이루어져 있다.

1. 어 근

Combining form	Anatomical team	Meaning
olfact/o osm/o	smell	냄새

2. 증상, 질병 및 치료에 관한 용어

olfact/o 냄새

olfactophobia	phobia 공포증	후각공포증
olfactory hypoesthesia	hypoesthesia 감각저하	후각저하
olfactory membrance	membrance 점막	후각점막

osm/o 냄새

osmesthesia	esthesia 감각	후각력
osmology	logy 학, 학문	후각학
osmoscope	scope 관찰기구	후각계

3. 주요용어설명

olfactophobia	후각공포증	냄새에 대한 병적인 공포.
osmesthesia	후각력	냄새를 맡고 식별하는 능력.

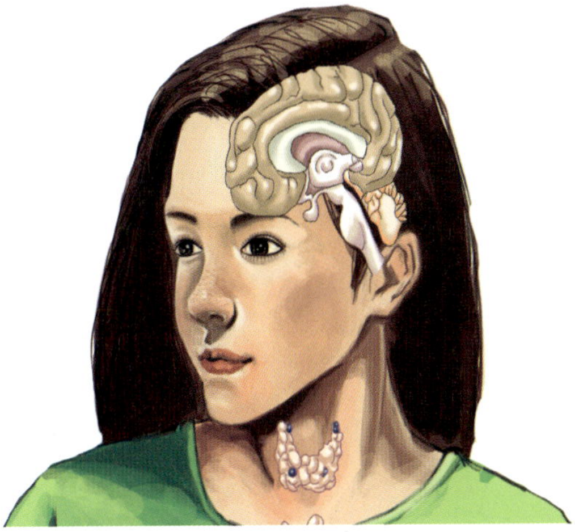

CHAPTER 2-12

내분비계통 (Endocrine System)

내분비계통은 인체의 여러 곳에 위치한 여러개의 샘(gland)으로 구성되어 있으며, 그 샘들은 혈류속으로 직접 화학 물질을 방출한다. 이 화학 물질을 호르몬(hormone)이라고 부르며, 호르몬들의 기능은 대사(metabolism), 성장(growth), 생식(reproduction), 소화기능의 조절(regulation of the digestive function) 등이 있다.

학습목표

- 내분비계통과 관련된 내분비샘, 호르몬 및 호르몬의 기능을 이해한다.
- 내분비계통과 관련된 복합어를 이해한다.
- 복합어를 이용한 의학용어를 해석 할 수 있다.
- 내분비계와 관련된 질병 및 수술용어의 뜻을 알고, 접두사, 복합어, 접미사로 분석할 수 있다.

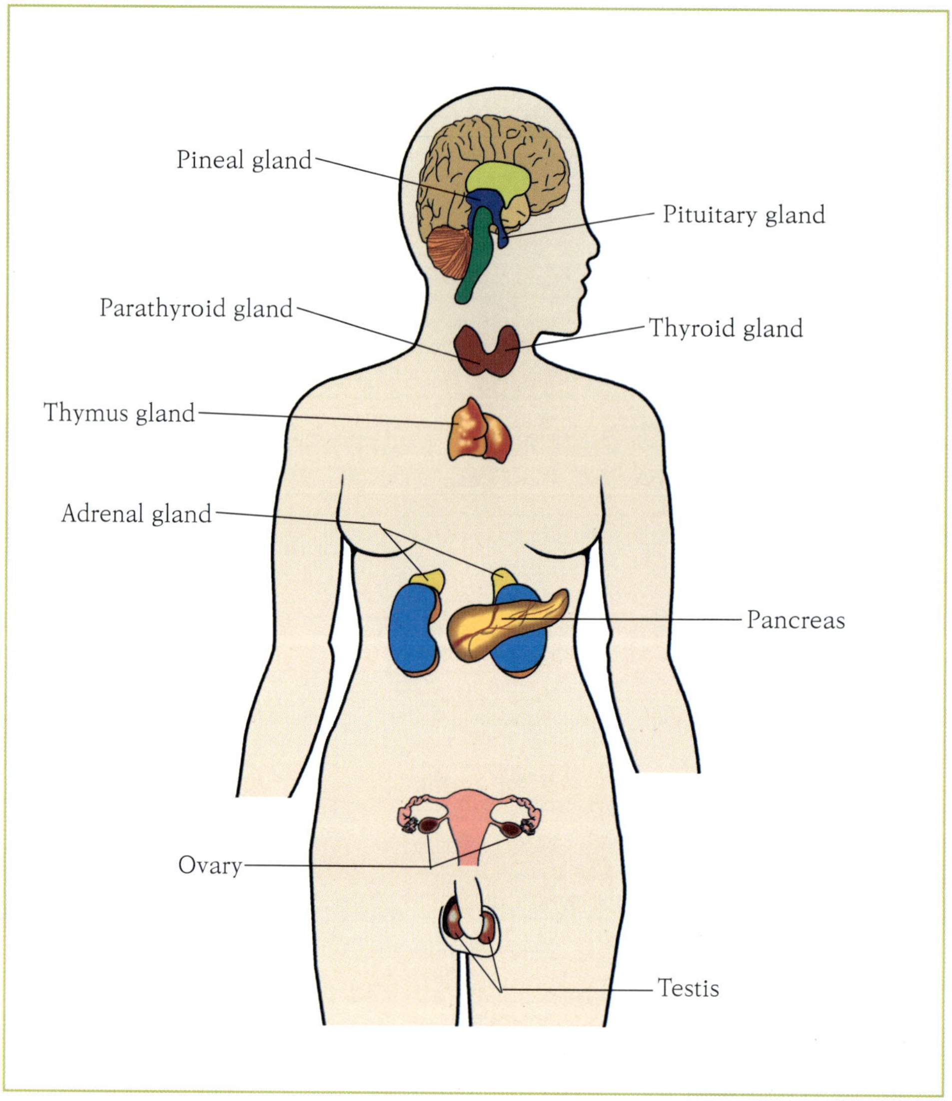

그림 12-1 Endocrine system(내분비계통)

1. 어근

Combining form	Anatomical team	Meaning
pineal/o	pineal gland	솔방울샘(송과선)
pituitar/o	pituitary gland	뇌하수체
thyroid/o, thyr/o	thyroid gland	갑상샘
parathyroid/o	parathyroid gland	부갑상샘
thym/o	thymus gland	가슴샘
adren/o, adrenal/o	adrenal gland	부신
pancreat/o	pancreas	이자(췌장)

test/o	testes	고환
ovari/o	ovary	난소
aden/o	gland	샘
toxic/o	poison	독
crin/o	secretion	분비
cortic/o	cortex	겉질
gonand/o	sex gland	성샘(상식샘)
hormon/o	hormone	호르몬
ket/o, keton/o	ketone body	케톤체
gluc/o, glyc/o, glycos/o	sugar	당
galact/o, lact/o	milk	젖(유즙)
estr/o	female	여자
andr/o	male	남자
dips/o	thirst	갈증

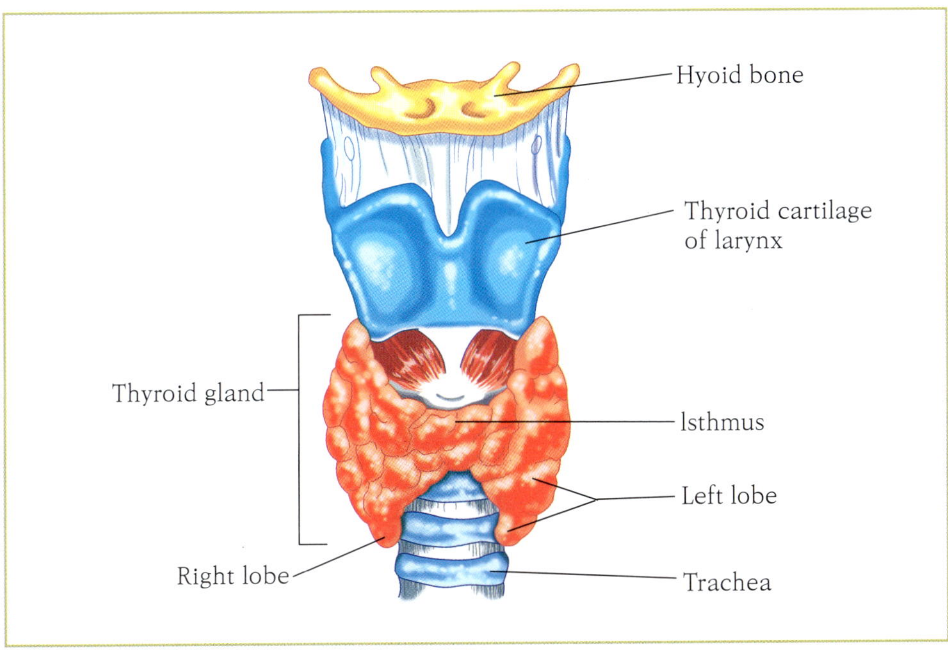

그림 12-2 Thyroid gland(갑상샘)

2. 증상, 질병 및 치료에 관한 용어

pineal/o 솔방울샘

pinealoma	oma 종양	솔방울샘종양

pituitar/o 뇌하수체

pituitary adenoma	adenoma 샘종	뇌하수체샘종

thyroid/o 갑상샘

thyroiditis	itis 염(증)	갑상샘염
thyroidectomy	ectomy 절제(술)	갑상샘절제술
thyroidomegaly	megaly 절제비대(증)	갑상샘비대(증)
hyperthyroidism	hyper 정상이상	갑상샘항진증
hypothyroidism	hypo 정상이하	갑상샘저하증
thyroid stimulating	stimulating 자극	갑상샘자극

thyr/o 갑상샘

thyroparathyroidectomy	ectomy 절제(술)	갑상샘부갑상샘절제술
thyroptosis	ptosis 처짐(증)	갑상샘처짐(증)

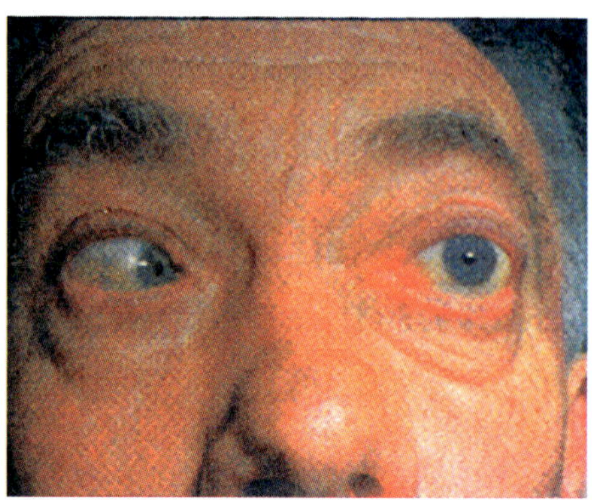

그림 12-3 Hyperthyoidism(갑상샘항진증)

parathyroid/o 부갑상샘

parathyroidoma	oma 종양	부갑상샘종

thym/o 가슴샘

thymoma	oma 종양	가슴샘종

adrenal/o 부신

hyperadrenalism	hyper 정상이상	부신기능항진증

adren/o 부신

adrenotrophic	trophic 성장-	부신성장-
adrenocortical	cortical 겉질-	부산겉질-

pancreat/o 이자

pancreatitis	itis 염(증)	이자(췌장염)
pancreatic cancer	cancer 암	이자암

test/o 고환

testopathy	pathy 병적상태	고환병증

ovari/o 난소

ovari cancer	cancer 암	난소암
ovarian cyst	cyst 주머니, 낭	난소낭종
ovarian pregnancy	pregnancy 임신	난소임신

adren/o 샘

adrenoma	oma 종양	샘종
adenitis	itis 염(증)	샘염

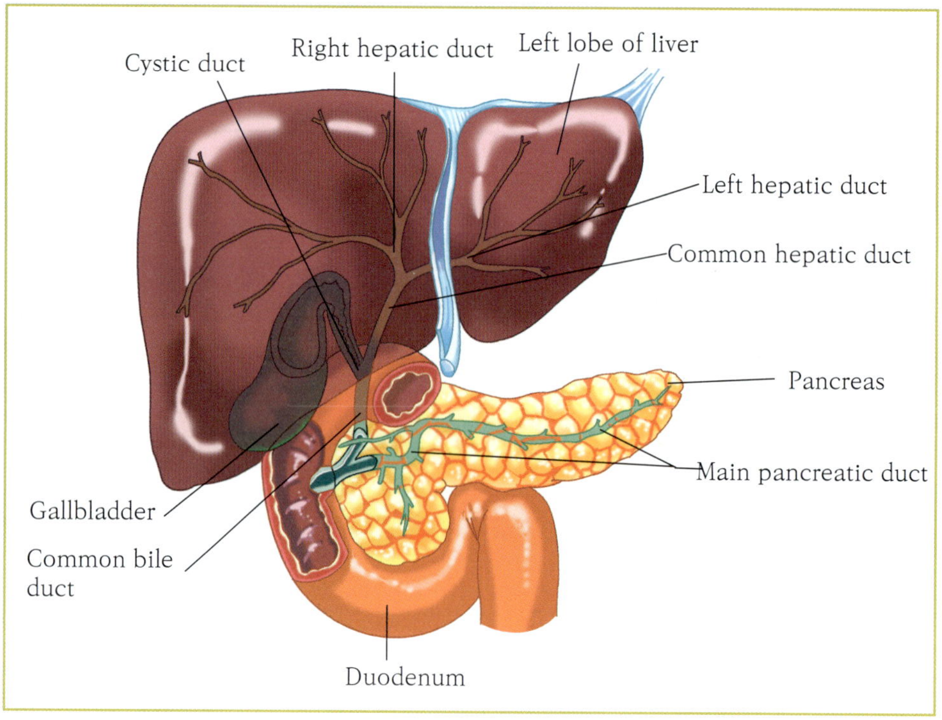

그림 12-4 Pancreas(이자)

toxic/o 독

thyrotoxicosis	osis 병적상태	갑상샘중독증

crin/o 분비

endocrine	endo 안쪽	내분비
endocrinology	logy 학(문)	내분비학

cortic/o 겉질

cortical necrosis	necrosis 괴사	겉질괴사

gonad/o 성샘

gonadoinhibitory	inhibitory 억제-	생식샘억제-

hormon/o 호르몬

hormonal	al ~에 관한	호르몬-
hormonal therapy	therapy 치료법	호르몬요법

ket/o 케톤체

ketogenesis	genesis 형성	케톤형성

keton/o 케톤체

ketonuria	uria 요증	케톤뇨증

gluc/o 당

glucohemia	hemia 혈증	당혈증

glyc/o 당

hyperglycemia	hyper 정상이상	고혈당
hypoglycemia	hypo 정상이하	저혈당

glycos/o 당

glycosuria	uria 요증	당뇨

galact/o 젖(유즙)

galactemia	emia 혈증	젖혈증
galactischia	ischia 억제	젖분비억제
galactophthisis	phthisis 황폐증	수유쇠약
galactorrhea	rrhea 흐름	젖흐름증

lact/o 젖(유즙)

lactogenesis	genesis 생성	유즙생성

estr/o 여자

estrogen	gen 성	여성호르몬

andr/o 남자

androgen	gen 성	남성호르몬

dips/o

dipsosis	osis 병적상태	병적목마름
polydipsia	poly 과잉	다음다갈증

KEY POINT

갑상샘부갑상샘절제술의 의미를 가지고 있는 thyroparathyroidectomy는 연결형 thyr/o(갑상샘), 연결형 parathyroid/o(부갑상샘), 접미사 -ectomy(절제술)가 결합하여 이루어진 복합어이며, 부갑상샘의 의미를 가지고 있는 parathyroid/o는 주변이라는 의미를 가진 접두사 para-와 thyroid/o가 결합하여 이루어진 용어이다. 또한 생식샘억제- 라는 의미의 gonadoinhibitory는 생식샘이라는 의미의 연결형 gonad/o, 억제라는 연결형 inhibit/o와 접미사 -ory(~에 관한)가 결합하여 이루어진 용어이다. 이때 inhibit/o가 모음으로 시작하지만 연결형 gonad/o의 연결모음 "o"는 생략되지 않는 것은 관용적으로 사용되기 때문이고 접미사 -ory 앞에 있는 inhibit/o의 연결모음 "o"는 생략되었다.

3. 주요용어설명

hyperthyroidism	갑상샘항진증	갑생샘 호르몬(T4, T3)의 과다생성으로 생긴 기능항진증으로 인하여 미란성 중독성 증식증, 중독성 다결절성 갑상샘종 및 중독성 샘종 등이 나타남.
hypoparathyroidsm	부갑상샘저하증	부갑상샘 호르몬의 분비부전으로 혈액기능저하증의 Ca 농도가 저하되어 피부나 모발, 손톱, 뼈에 변화가 일어나며 심한 경우 근신경계의 흥분성이 항진되어 tetany 발작을 일으킴.
hyperparathyroidism	부갑상샘항진증	부갑상샘 호르몬(PTH)의 분비과다에 기능항진증 의해 일어나며 과칼슘혈증과 저인산염혈증을 동반하며, 이로인한 근골격계장애를 일으킴.
polydipsia	다음(다갈)증	당뇨병의 증상으로 심하게 갈증을 느끼는 상태.

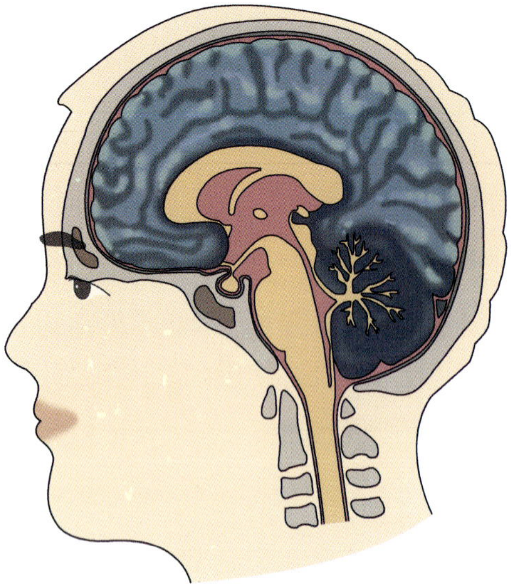

CHAPTER 2-13

정신의학 (Psychiatry)

정신적 장애는 해부학적 장애로 일어나는 것보다는 심리적, 사회적인 복합적인 요인에 의해서 발생되는 것으로 증상 또한 다양하게 나타나게 된다. 본 장에서는 정신과적 증상 및 장애 그리고 치료적인 용어의 예를 들어 공부하게 된다.

학습목표

- 정신의학과 관련된 기본적인 용어를 익히게 된다.
- 정신과적 증상 및 장애에 관련된 연결형 용어를 공부하게 된다.
- 정신과적 치료에 관련된 연결형 용어를 학습하게 된다.
- 정신과적 증상 및 장애와 관련하여 사용되는 접두사, 접미사, 그리고 복합어를 분석하여 그의 의미를 이해하도록 한다.
- 정신과적 치료와 관련하여 사용되는 접두사, 접미사 그리고 복합어를 분석하여 그의 의미를 공부하게 된다.

Ⅰ. 정신과적 증상과 장애 (Psychiatric Symptom and Disorder)

1. 어근

Combining form	Anatomical team	Meaning
psych/o, psychi/o **ment/o, phren/o**	mind	정신, 심리
neur/o	nerve	신경
anxi/o	uneasy, anxious	불안, 걱정
aut/o	self	자신
hallucin/o	hallucination	환각
phill/o	attraction to, love	매력, 사랑
somat/o	body	신체
schiz/o	split	분열
klept/o	steal	훔침
mnes/o	memory	기억

2. 증상, 질병 및 치료에 관한 용어

psych/o 정신, 심리

psychanalysis	analysis 분석	정신분석
psychasthenia	asthenia 쇠약	정신쇠약증
psychodrama	drama 연극	심리극
psychogenic	genic 발생-	정신탓-
psychosis	osis 병적상태	정신병
psychiatric disorder	disorder 질환	정신질환

ment/o 정신

mental	al ~에 관한	의식-, 정신-
mentality	ality 상태	정신상태(지능)
amentia	ia 병적상태	정신박약
dementia	de 분리, 격리	치매

phren/o 정신

phrenotropic	tropic 변화경향-	향정신작용-

neur/o 신경

neurosis	osis 병적상태	신경증
neurasthenia	asthenia 쇠약(증)	신경쇠약(증)

anxi/o 불안

anxiety	ety 상태	불안, 초조
anxiolytic	lytic 용해-, 제거-	항불안-
anxiety neurosis	neurosis 신경증	불안신경증

aut/o 자신

autism	ism 병적상태	자폐증

hallucin/o 환각

hallucinogen	gen 생성	환각제
hallucinosis	osis 병적상태	환각증

phill/o 매력

paraphilla	para 비정상	성도착증

somat/o 신체

psychosomatic	psycho 정신	정신지체-
psychosomatosis	psycho 정신	정신신체증

schiz/o 분열

schizoid	oid 유사-	분열성-
schizophrenia	phrenia 정신병	정신분열병

klept/o 훔침

kleptomania	mania 열광, 조증	병적도벽

mnes/o 기억

amnesia	ia 병적상태	건망증

phobia 공포증

acrophobia	acro 첨부	고소공포증
claustrophobia	claustro 벽, 울타리	밀폐공포증
anthropophobia	anthropo 인간, 인류	대인공포증

disorder 장애

adjustment disorder	adtustment 적응	적응장애
affective disorder	affective 정동	정동장애
anxiety disorder	anxiety 불안, 초조	불안장애
behavior disorder	behavior 행동	행동장애
character disorder	character 성격	성격장애
eating disorder	eating 먹기	먹기장애
panic disorder	panic 공황	공황장애
personality disorder	personality 인격	인격장애

sexual 성-

sexual deviation	deviation 편위, 편차	성도착(증)
sexual masochism	masochism 피학성(애)	성피학증
sexual sadism	sadism 가학애	성가학증

trans 전환

transsexualism	sexualism 성(애)증	성전환증
transvestism	vestism 제복(증)	의상도착증

pression 압력

depression	de 분리, 격리	우울증

exhibition 전시

exhibitionism	ism 병적상태	노출증

voyeur 관음자

voyeurism	ism 병적상태	관음증

potency 효력

importence	im ~이 아닌	발기불능

ejaculation 사정

premature ejaculation	premature 미숙-	조루증

KEY POINT

정신질환의 의미를 가지고 있는 psychiatric disorder는 연결형 psych/o(정신)와 iatry-(분야)의 의미를 가진 접미사 그리고 질환이라는 의미의 disorder와 결합하여 이루어진 용어이다.

또한 신경쇠약증의 뜻을 가지고 있는 neurasthenia는 연결형 neur/o(신경), 접두사 a-(~없는), 연결형 sthen/o(강장, 항진), 접미사 -ia(병적상태)가 결합하여 이루어진 복합어이다. 이때 접두사 a-가 모음이므로 neur/o의 연결모음 "o"가 생략되었고, 접미사 -ia가 모음으로 시작하므로 앞에 있는 sthen/o의 연결모음 "o"가 생략된다.

3. 주요용어설명

dementia	치매	뇌의 외상, 영양장애, 감염 등으로 인한 뇌세포의 구조 장애나 변성으로 지능이 평균치 이하로 저하되는 상태.
neurasthenia	신경쇠약증	정신적 및 육체적 쇠약과 피로를 보이는 증후군.
autism	자폐증	자기 주관적, 자기 중심적인 사고 또는 행동이 반복적으로 이루어지며 타인의 반응에 관심이 없음.
schizophrenia	정신분열증	사고, 정서, 행동에서 많은 와해를 가져와 외부 세계와의 정상적인 관계에 장애를 초래
sexual deviation	성도착증	변태성욕, 색정도착, 가학 등 비정상적인 성욕 및 성행위로 쾌감을 얻음.
depression	우울증	의기상실한 기분, 정신운동저하, 불면증, 체중감소를 수반한 정신적 증후군
amnesia	건망증	특정 사물, 시기, 자신이 경험한 행동에 대한 기억력 상실.

II. 정신과적 치료(Psychiatric Therapy)

1. 어 근

Combining form	Anatomical team	Meaning
hypn/o	sleep	잠, 수면
iatr/o	treatment	치료

2. 증상, 질병 및 치료에 관한 용어

hypn/o 잠			
	hypnotherapy	therapy 치료	최면요법
iatr/o 치료			
	psychiatry	y 명사적의미	정신의학
therapy 치료			
	behavior therapy	behavior 행동	행동요법
	group therapy	group 집단	집단치료
	play therapy	play 놀이	놀이요법
	psychotherapy	psycho 정신	정신요법

3. 주요용어설명

hypnotherapy	최면요법	최면에 의한 의식의 변성상태를 이용하여 증상을 없애거나 고통을 줄이려는 방법으로 신경증, 심신증, 악습 등을 치료하는데 이용.
psychotherapy	정신요법	약물에 의하지 아니하고 심리적인 기술로서 병을 치료하는 방법.

Part. 3

The Medical Terminology of Major Study

전공별 의학용어

보건의료의 임상 각과에서 사용하는 의학용어의 예를 들어 기술하였으며, 임상병리학, 방사선학, 물리치료학, 병원행정학과의 세부전공과 관련된 용어를 구체적으로 기술하고, 의학약어를 정리하여 기술하므로서 실무에서 의료인 상호간 원활한 의사전달에 도움을 주고자 하는데 목적이 있다.

학습내용

- 임상병리학과 관련된 주요 의학용어
- 방사선학과 관련된 주요 의학용어
- 물리치료학과 관련된 주요 의학용어

CHAPTER 3-1

임상병리학의 주요 의학용어 (The Medical Terminology of Clinical Pathology)

학습목표

- 임상병리학과 관련된 기본 용어를 학습한다.
- 임상병리 의료종사자와 관련된 용어를 학습한다.
- 임상병리학적 용어와 검사, 질병에 대한 용어를 학습한다.

I. 임상병리종사자 (Engage of Medical Technologist)

Medical Technologist	임상병리사(한국)
Medical Laboratory Techmician(MLT)	임삼병리사(미국)
Medical Technologist(MT)	임상병리사(미국)
Cytotechnologist	세포기사
The Korean Association of Medical Technologists(KAMT)	대한임상병리사협회
Clinical(Biomedical) Laboratory Science	임상병리(학)과
The Korean Society for Clinical Laboratory Science	대한임상검사학회지

II. 임상병리학(Clinical Pathology)

1. 임상화학적 검사

[A]

atomic absorption spectrophotometry - AAS	원자흡광분광광도법
accuracy	정확성, 정확도
acetic acid	아세트산, 초산
acid-base buffer system	산염기완충제
acid-base indicator	산염기지시약
acidemia	산혈증
addis count	애디스계산
affinity chromatography	친화성 크로마토그래피
aspartate aminotransferase (AST; GOT)	아미노기 전이반응을 촉매하는 효소
alanine aminotrasferase (ALT; GOT)	아미노기 전이반응을 촉매하는 효소
albumin quantitation	알부민 정량
ammonia	암모니아

amylase	아밀라제
analysis	분석
analytical chemistry	분석화학
arterial blood gas	동맥혈 가스

[B]

Bence Jones protein	벤스존스단백
bilirubin	빌리루빈
bioassy	생물학적 검정, 생물학적 분석
blood urea nitrogen-BUN	혈중요소질소
blood gas	혈액가스
blood sugar test-BST	혈당검사

[C]

calibration	보정, 교정
cast	원주
chemiluminescence test	화학발광시험
coefficient variation-CV	변이계수
coenzyme	조효소, 보효소
coloeimetry	비색법, 비색정량법, 비색분석법
creatinine	크레아티닌
creatinine clearance test	크레아티닌 청정시험

[D]

diabetes mellitus	당뇨병
diaoxin	디곡신
drug level monitoring	약물농도감시

[E]

electrochemical	전기화학적
electrolyte	전해질
essential amino acid	필수아미노산

[F]

fasting	공복
fasting blood sugar-FBS	공복시 혈당
fat	지방
ferritin	페리틴
α-fetoprotein	알파태아단백
flame photometer	화염광도계
fluorescence	형광
fluorescence immunoassay	형광면역측정법

[G]

gas chromatography	가스크로마토그래피
glomerular disease	사구체질환
glucosuria	당뇨
glycolysis	해당작용
granular cast	과립원주

[H]

hematuria	혈뇨
hemoglobin A1c	A1c 혈색소
high density lipoprotein-HDL	고밀도지단백
high pressure liquid chromatography-HPLC	고속액체크로마토그래피
hypercholesterolemia	고콜레스테롤혈증

hyperglycemia	고혈당(증)
hypercalcemia	고칼슘혈증
hyperlipoproteinemia	고지단백혈증
hypoglycemia	저혈당증
hypoproteinemia	저단백혈증

[I]

Icteric index	황달지수
insulin	인슐린
internal QC	내부정도관리
international System of Unit	국제단위계
ion-exchange chromatography	이온교환크로마토그래피
ion selective electrode-ISE	이온선택전극

[J]

jaundice	황달

[K]

ketone	케톤
ketonuria	케톤뇨(증)

[L]

lactate dehydrogenase	락트산탈수소효소
lactic acid	유산, 젖산
low density lipoprotein-LDL	저밀도지단백
lipid	지질
lyophilization	동결건조

[M]

measurement	측정
multiple myeloma	다발성골수종
multiurinestix test	멀티뇨스틱스시험지법
mutichannel analysis	다중채널분석기
myoglobinuria	미오글로빈뇨

[N]

nephelometer	비탁계(혼탁계)
nocturia	야간다뇨

[O]

oliguria	핍뇨
osmolality	삼투압농도

[P]

paper chromatogrphy	페이퍼크로마토그래피
pH meter	산도측정기
phosphate buffer	인산염완충액
phopholipid	인지질
photometer	광도계
plasma protein	혈장단백
polyuria	다뇨(증)
porphyrin	포르피린
lporphyrinogen	포르피리노겐
precision	정밀도
proteinuria	단백뇨
purity	순도
pyuria	농뇨

[Q]

quality control	정도관리
quantitation	정량

[R]

random error	무작위오차
random urin	임의뇨
refractometer	굴절계
renal disease	신질환
renal function testing	신장기능검사
renal plasma flow	신혈류량
renal threshold	신역치
renal tubule	신세뇨관
respiratory acidosis	호흡성 산증
respiratory alkalosis	호흡성 알카리증

[S]

sample	표본, 시료
specificity	특이도
spectrophotometer	분광광도계
standard deviation	표준편차
specific gravity	비중
specimen	검체

[T]

tap-water	수도물
thin-layer chromatograpy	박층크로마토그래피
therapeutic drug monitoring	치료적약물감시

threshold value	역치
transferase	전이효소
turbidimeter	탁도계
turbidity	탁도

[U]

unit	단위
uremia	요독증
urinalysis	요검사
urinalysis automation	요검사자동화
urinary glucose	요당
urinary pH	요산도
urine appearance	요성상
urine color	요색상
urine formation	요형성
urine sediment	요침사
urine pigment	요색소
urine preservation	요보존제
urine specimen	요검체
urine volume	요용적
urinometer	요비중계
urobilin	우로빌린
urobilinogen	우로빌리노겐
urobilinogenuria	우로빌리노겐뇨증

[V]

vacutainer tube	진공채혈관
variation	변동

[W]

wavelength	파장
waxy cast	납양원주
within day variation	일내변동

[X]

xanthochromia	황색변종

2. 혈액학적 검사(Analysis of Clinical Hematology)

[A]

activated partial thrmboplastin time-APTT	활성 부분트롬보 플라스틴 시간
acute leukemia	급성백혈병
acute monocytic leukemia	급성 단구성 백혈병
acute myeloblastic leukemia	급성 골수모세포성 백혈병
anemia	빈혈
anisocytic erythrocyte	부동세포성 적혈구
anisocytosis	부동세포성 적혈구증
anticoagulant	항응고제, 항응고성의
aplastic anemia	재생불량성빈혈
autohemolysis test	자가용혈시험
autoimmune disease	자가면역질환
automated analyzer	자동혈구계산기

[B]

B lymphocyte	B 림파구세포
basophil	호염기성 백혈구
bleeding	출혈
bleeding time	출혈시간
blood collection	채혈
bone disease	골질환
bone marrow	골수
bone marrow appearance	골수소견
bone marrow examination	골수검사
buffy coat	연막, (백혈구)연층

[C]

capillary	모세(혈)관

capillary blood	모세혈관혈액
complete blood counter-CBC	전혈구계산
cell counter	세포계측기
cell lysis	세포용해
coagulation test	응고시험
coagulation	응고
coagulation disorder	응고이상
coagulation factor	응고인자
cyanmethmoglobin	시안메트헤모글로빈
cytotoxic T cell	세포독성 T 세포

[D]

differential counter	감별계산
dysmorphic erythrocyte	이형적혈구

[E]

elliptocyte	난형적혈구
eosinopenia	호산구감소증
eosinophil	호산구, 호산구성의
eosinophilia	호산구증다증
erythroblast	적혈구모세포, 적아세포
erythrocyte	적혈구
erythrocyte counter	적혈구 계산
erythrocyte sedimentation rate-ESR	적혈구 침강속도
erythropoiesis	적혈구조혈

[F]

fat cell	지방세포
flow cytometry	유핵세포측정기

[G]

granulocyte	과립구

[H]

Heinz body	하인쯔소체(적혈구내의 과립)
hematocrit	적혈구용적
hermatologic malignancy	혈액암
hematology	혈액학
Hematologic feature	혈액소견
hematoma	혈종
hematopoiesis	조혈
hemoglobin	혈색소
hemoglobincyanide	시안메트헤모글로빈법
hemoglobin disorder	혈색소장애
hemoglobinemia	혈색소혈증
hemolysis	용혈
hemophilia	혈우병
hemorrhage	출혈
hemostasis	지혈
heparin	헤파린
hypochromic anemia	혈색소감소성빈혈
hypovolemia	순환혈액량감소

[I]

inclusion body	봉입체
index of erytheocyte	적혈구지수
intrinsic factor	내인자
iron metabolism	철대사
iron deficiency anemia	철결핍성빈혈

[L]

leukemia	백혈병
leukemic cell	백혈병 세포
leukocyte	백혈구
leukocyte counter	백혈구계산
leukocytosis	백혈구증다증
lymphoma leukemia	림파구성백혈병
lymphoma	림프종

[M]

macrocyte	대적혈구
macrocytic anemia	대적혈구성 빈혈
marrow	골수
mean cell hemoglobin-MCH	평균적혈구혈색소
mean cell hemoglobin concentration-MCHC	평균적혈구색소농도
mean cell volume-MCV	평균적혈구용적
megaloblastic anemia	거대적아구성빈혈
methhemoglobin	메트헤모글로빈
monocytic leukemia	단핵구성백혈병
myeloma	골수종

[N]

nutrophil	호중구
neutropenia	호중구감소증
neutrophilia	호중구증가(증)

[O]

oncogene	종양원, 종양성 유전자
oxyhemoglobin	산화헤모글로빈

[P]

pappenheimer body	파펜하이머소체
partial prothrombin time	부분프로트롬빈시간
pernicious anemia	악성빈혈
plasmodium	말라리아원충(속)
plasmodium falciparum	열대열원충
plasmodium malariae	사일열원충
plasmodium vivax	삼일염원충
platelet	혈소판
plarelet disorder	혈소판 질환
plarelet funtion	혈소판 기능
poikilocytosis	변향적혈구증가
polychromatophilic	다염성의
polycythemia vera	적혈구증가
promonocyte	전단구
promyelocyte	전골수구
prothrombin time	프로트롬빈시간
purpura	자반증

[R]

red blood cell	적혈구
red cell membrance	적혈구막
reticulocyte	망상적혈구
retraction time	수축시간

[S]

segmented neutrophil	분엽핵호중구
sickle cell	겸상적혈구

sickle cell anemia	겸상적혈구빈혈
siderocyte	철적혈구

[T]

thalassemia	지중해성빈혈
tumor cell	종양세포

3. 임상화학적 검사

[A]

abscess	농양
actinomyces	방선균
agar	한천
agarose gel	한천겔
anaerobic incubation	혐기성배양
anaerobic jar	혐기성배양 단지
antibiotic	항생물질
antimicrobial susceptibility test	향균제감수성시험
autoclave	기압(증기)멸균

[B]

bacillus	간균
bacillus anthracis	탄저균
bacillus subtilis	고추균
bacteria	세균
bacterial antigen	세균(성)항원
bacteriology	세균학
beta-hemolytic sterptococci	베타용혈(성)연쇄구균
blood agar plate-BAP	혈액한천배지
blood culture	혈액배양

[C]

Candida albicans	백색칸디다
candidasis	칸디다증
carbohydrate fermentation test	탄수화물 발효시험
carbohydrate utilization test	탄수화물 이용시험

culture	배양
culture media	배지

[D]

dermatomycosis	피부진균증
dermatophyte	피부사상균

[E]

endotoxin	내독소
enterobacteriaceae	장내세균(과)
enterococcus	장내구균(속)
enterotoxin	장독소
epidemiology	역학

[F]

faculatative anaerobe	통성혐기성세균
fungal	진균(성)의
fungus culture	진균배양
fungal identification	진균동정
fungus	진균

[G]

gangrene	괴저
gas gangrene	가스괴저
germ tube test	발아관시험
gonococcal disease	임균성질환
gram stain	그람염색

[H]

Haemophilus influenzae	인플루엔자(간)균
Helicobacter pylori	헬리코박터 필로리
herpes simplex virus	단순(성)포진바이러스
hospital infection control	원내(병원)감염관리

[I]

infection control surveillance	감염관리감시
influenza virus	인플루엔자바이러스

[K]

Klebsiella pneumoniae	폐렴간균

[L]

larboratory infection control	검사실감염관리
lethal concentration	치사농도

[M]

media	배지
meningitis	수막염, 뇌막염
microbiology	미생물학
minimum bactericidal concentration-MBC	최소살균농도
minimum inhibitory concentration-MIC	최소억제농도
mycobacterium tuberculosis	결핵균
mycoplasma	마이코플라즈마
mycotic	진균성의

[N]

Neisseria gonorrhoeae	임균

Neisseria meingitidis	수막염균
neurosyphilis	신경매독
nosocomial infection control	원내감염관리

[O]

optimum condition	최적조건
oxidase-positive glucose fermenter	산화효소양성 포도당발효균

[P]

pneumococcal pneumonia	폐렴구균(성) 폐렴
pneumococcus	폐렴구균
pseudocyst	가(성)낭
pseudohyphae	가성균사
pseudomonas aeruginosa	녹농균

[S]

salmonella typhi	살모넬라 타이피
salmonellosis	살모넬라증
spore	포자, 아포
sputum examination	객담검사
staphylococcus aureus	황색포도상구균
staphylococcus epidermids	표피포도구균
staphylococcus	연쇄구균
staphylococcus pneumonia	폐렴연쇄구균
subculture	계대배양
susceptibility	감수성
swab	면봉(법)

[T]

throat culture	인후배양
throat swab	인후면봉(법)
toxicology	독성학
toxin	독성
tube coagulase test	시험관응고효소시험
tuberculosis	결핵증

4. 면역 및 분자생물학적 검사 (Analysis of Immunology and Molecular Biology)

[A]

acquired immunodeficiency syndrom-AIDS	후천성면역결핍증후군
acute hepatitis	급성간염
antibody	항체
antibody detection	항체검출
antigen	항원
antigen binding site	항원결합부위
antigen detection	항원검출
antigen-antibody interaction	항원-항체 상호작용
antigenic stimulation	항원성 자극
antiglobulin test	항원글로불린시험
antiserum	항혈청
autoantibody	자가항체
autoimmune	자가면역
autoimmune disease	자가면역질환
autohemolysis	자가용혈

[B]

B antigen	B 항원
B cell antigen	B 세포항원
B cell growth factor	B 세포성장 인자

[C]

C-reactive	C 반응성
carcinoembryonic antigen	암(성)배아성 항원
carcinogenic	발암성

carcinoma	암종
cell culture	세포배양
cell merturation	세포성숙도
chemotherapeutic	화학요법(성)의
chemotherapy	화학요법
chromosome	염색체
chronic hepatitis	만성간염
chronic active hepatitis	만성 활동성 간염
chronic hepatitis B	만성 B형 간염
complement	보체
complement receptor	보체수용체

[D]

deoxyeibonucleic acid	DNA

[E]

E antigen	E 항원
ebolavirus	에볼라바이러스
enzyme-linked immunsorbent assasy-ELISA	효소표지면역흡착측정법

[F]

foreign body	이물

[G]

gene	유전자
genetic marker	유전자표시
genetic mutation	유전적돌연변이
genetics	유전학

genotype	유전자형
german Measles	풍진

[H]

hapten	합텐
haptoglobin	합토글로빈
hepatitis A virus-HAV	A형 간염바이러스
hepatitis B core antigen-HBc-Ag	B형 간염 c 항원
hepatitis B e antigen-HBe-Ag	B형 간염 e 항원
hepatitis B surface antigen-HBs-Ag	B형 간염 s 항원
heavy chain	중쇄
helper T-cell	보조 T 세포
hemagglutination	(적)혈구응집(반응)
human chorionic gonadotropin-HCG	인간 융모성 성선자극호르몬
human leukocyte antigen-HLA	인체 백혈구항원

[I]

imunoglobulin	면역글로불린
immune complex	면역복합체
immune response	면역반응, 면역응답
immune system	면역계통
immunization	면역(법), 예방접종
immunodeficiency	면역결핍
immunodiffusion	면역확산법
immunoelectrophoresis	면역전기영동법
immunhomatology	면역혈액학
immunologic reaction	면역반응
immunology	면역학

immunotherapy	면역요법
interleukin	인터루킨

[K]

karyotyping	핵형분석

[L]

latex agglutination	라택스응집
lupus	낭창

[M]

macrophage	대식세포
mitogen	유사분열물질
molecular genetics	분자유전학
monoclonal antibody	단일클론항체

[P]

phagocytosis	식작용
polyclonal antibody	다클론성항체
polymerase	중합된

[R]

radioallergosorbent test-RAST	방사알레르겐흡착시험
receptor	수용체
recongnition	인지, 인식
reconbinant	재조합의
recombinant antigen	재조합 항원
rubella	풍진
rubeola	홍역

[S]

sandwitch immunoassay	샌드위치면역측정법
scarlet fever	성홍열
serum protein	혈청단백
syphilis	매독

[T]

T-cell	T 세포
T lymphocyte	T 림파구
tissue antibody	조직항체
titration	역가측정
tumor marker	종양표지자

5. 핵의학 검사(Analysis of Nuclear Medicine)

[A]

adrenocorticotropic-ACTH	부신피질자극호르몬
adrenal cortex hormone	부신피질호르몬
adrenal medulla	부신수질
allergy	알레르기
androgen	안드로겐

[D]

digoxine	디곡신

[E]

endocrine system	내분비계

[F]

follicle stimulating hormone-FSH	여포자극호르몬

[G]

gonadotropin	성선자극호르몬
growth hormone	성장호르몬

[H]

hormone	호르몬
hyperparathyroidism	부갑상선기능항진증
hypertension	고혈압(증)
hyperthyroidism	갑상선기능항진증
hypothyroidism	갑상선기능저하증

[I]

immunoradiometric assay	면역방사계측법

[M]

myocardial infarction	심근경색증

[P]

pancreatic hormone	췌장호르몬
pituitary gland	뇌하수체선
prolactin	황체자극호르몬
prostate	전립선

[R]

radioimmuno assay	방사면역측정법
radioisotope	방사성동위원소

[S]

sex hormone	성호르몬

[T]

testis	고환
testosterone	테스토스테론
thymus	흉선
thymus gland	흉선
thyroid	갑상선

6. 수혈의학검사(Transfusion Medicine)

[A]

ABO blood group	ABO 혈액형
ABO typing	ABO 혈액형 검사
agglutination	응집반응
autologous transfusion	자가수혈

[B]

blood component therapy	성분수혈
blood donation	공혈
bone marrow transplantation	골수이식

[C]

citrate phosphate dextrose adenine-CPDA	항응고제
cold hemagglutinin	한냉(적)혈구, 응집소
cross-matching	교차적합
cross-reaction	교차반응

[D]

donation	공여
donation blood	공혈

[E]

emergency transfusion	응급수혈

[H]

hemolytic anemia	용혈성빈혈
HLA typing	HLA 적합여부

hypervolemia	혈액량과다증

[P]

packed red cell-PRC	농축적혈구
phenotype	표현형
plasma exchange	혈장교환술

[R]

Rh blood group	Rh 혈액형

7. 일반검사(Analysis of Routine Examination)

[A]

amniocentesis	양수천자
amniotic fluid	양수
ascites	복수

[B]

bile acid	담즙산
body fluid	체액

[C]

cerebrospinal fluid-CSF	뇌척수액
CSF examination	뇌척수액검사
cytology	세포학
cytologic examination	세포학적 검사

[E]

effusion	삼출액
electron microscopy	전자현미경검사법

[G]

gross examination	육안적 검사

[L]

lumbar puncture	요추천자

[P]

peritoneal	복막의

peritoneal fluid	복수, 복막액
peritoneal fluid examination	복막액검사
peritonitis	복막염
pleural	흉막의
pleural fluid	흉수

[S]

saliva	타액
semen	정액
sperm motility	정자운동성
spermatozoa	정자
synovial effusion	삼출액
synovial fluid	활액

8. 기타 임상병리학에 관련된 용어(Others)

[A]

arterial puncture	동맥혈천자
Ascaris	회충
autopsy	부검

[B]

biopsy	생검

[C]

cancer	암
cancer	암세포
carcinogen	발암원
carcinoma	암종
chronic	만성의
clinical application	임상적 응용
clinical effect	임상적 효과

[D]

diagnosis	진단
dialysis	투석
differentiation	감별, 분화

[E]

ectopic pregnancy	자궁외임신
edema	부종
emergency	응급

[G]

genitial infection	생식기감염
glassware	유리기구

[H]

hemoccult test	잠혈시험
histocyte	조직구
histochemical stain	조직화학염색
histologic examination	조직학적 검사
histologic section	조직절편
histology	조직학
histopathology	조직병리학

[I]

immunohistochemical staining	면역조직화학염색

[L]

lethal concentration	치사농도

[M]

macroscopic examination	육안적검사
malignancy	악성
malnutrition	영양실조
menopause	폐경기
metastasis	전이
microscopic examination	현미경적 검사

[O]

oncogenesis	종양발생

[P]

papanicolaou	파파니콜로염색
parasite	기생충
parasitic examination	기생충검사
parasitology	기생충학
pinworm	요충
placenta	태반
preservation	보존, 저장
preservative	보존제

[R]

round worm	회충

[S]

swab	면봉
syringe	주사기

[T]

test request	검사의뢰
tetanus	파상풍
tourniquet	지혈대

[U]

ultracentrifugation	초원심분리기

[V]

venous puncture	정맥천자

CHAPTER 3-2

방사선학의 주요 의학용어 (The Medical Terminology of Radiology)

학습목표

- 영상의학과 관련된 검사방법 및 검사장치와 관련된 용어를 학습한다.
- 방사선종양학과 관련된 질환, 치료방법, 치료장치 및 관련단체에 대한 용어를 학습한다.
- 핵의학과 관련하여 시행되는 검사방법, 검사장치 등에 대한 용어를 공부하게 된다.

Ⅰ. 의료영상학(Medical Imaginology)

[A]

abduction	벌림
acanthomeatal line(AML)	비극이공선
adduction	모음
air bronchogram	공기기관지조영상
anatomical position	해부학적자세
anatomical structure	해부학적구조
angioplacentography	혈관태반조영술
angulus	각(도)
anode	양극(陽極)
anteroposterior (A-P) projection	앞뒤방향
arteriography	동맥조영술
arteriophlebography	동정맥조영술
arteriovenous malformation (AVM)	동정맥기형
arthrography	관절조영술
artifact	인공음영
auricular line	귀수직선
axial	축-
azygography	홀정맥조영술

[B]

back rest	등받침
brachial angiography	위팔동맥조영술
bone free radiographic projection	뼈제거촬영법
bone positive image	뼈양성상
Broca's area	브로카영역
bucky's grid	버키격자

[C]

calcific shadow	석회화그림자
calculus	결석
cardioangiogram	심장혈관조영상
cardioangiography	심장혈관조영술
carotid angiography	목동맥조영술
cassette	카세트
cathode	음극
caudo	꼬리
cephalo	머리
cholangiography	쓸개관조영술
cholecystography	쓸개조영술
choledochography	온쓸개관조영술
clysis	씻기(관장)
colon study	잘록창자검사
compression band	압박붕대
contrast	대조도
contrast media	조영제
coronal plane	관상면
craniocaudal projection	머리꼬리방향
caudocranial projection	꼬리머리방향
cystography	방광조영술
cystoureterography	방광요관조영술
cystourethrography	방광요도조영술

[D]

dacryocystography	눈물주머니조영술
decubitus	누움

density	농도
development	현상
discography	추간판조영술
disital fluorography (DF)	디지털투시촬영술
disital subtraction angiography	계수적감산혈관조영술
distal	먼쪽-
distortion	비틀림
doppler	도플러
dorsoventral(D-V) projection	배복방향
double contrast radiography	이중조영술

[E]

electrocardiography	심전도법
echo sign	메아리징후
endoscopic retrograde cholangiopancreatography (ERCP)	내시경역행쓸개관이자조영술
endoscopy	내시경검사
enema	관장
erect position	선자세
esophagography	식도조영술
eversion	뒤집힘
exposure	노출(조사)
exposure technique	촬영기법
exposure time	노출시간
extension	폄
external	바깥-

[F]

fistulography	샛길조영술

flexion	굽힘
fluoroscopy	투시촬영(법)
focal film distance(FFD)	초점필름간거리
fog	흐림
frontooccipital projection	이마뒤통수방향

[G]

geometric unsharpness	기하학적 불선예도
glabellomeatal line	미간귀구멍선
gonion	턱모서리점
grid	격자

[H]

horizontal plane	수평면
head rest	머리받침
hysterography	자궁조영술
hysterosalpingography	자궁자궁관조영술
hysteroscopy	자궁경검사

[I]

image intensifying tube	영상증강관
immobilization devices	고정기구
infantography	영아촬영술
inferosuperior projection	아래위방향
infraorbitomeatal line(IOML)	눈확아래귓구멍선
interpupillary line	동공사이선
interventional radiology	중재적방사선학
interventional radiography	중재적방사선조영술
intravenous pyelography	정맥깔때기조영술

[J]

Jack-knife position	잭나이프 자세
jugular vein	목정맥

[K]

Kerley's A, B, C line	컬리 A, B, C선
kidney ureter bladder (KUB)	콩팥, 요관, 방광단순촬영

[L]

laryngography	후두조영술
lateral	가쪽-
lateral position	측위
lateral projection	측면투영법
lateral recumbent position	옆누움자세
Law's position	로우자세
left anterior oblique (LAO)	왼쪽앞경사
left posterior oblique (LPO)	왼쪽뒤경사
lymphangiography	림프조영술

[M]

magnetic resonance imaging	자기공명영상
mammography	유방촬영술
mastoid process	꼭지돌기
medial	안쪽-
median plane	정중면
median sagittal plane (MSP)	정중시상면
mediolateral projection	중가쪽투영법
mental point	턱끝융기점
myelography	척수조영술

[O]

objectfilm distance (OFD)	피사체필름간거리
oblique projection	비스듬투영법
occipitofrontal projection	뒤통수이마뼈투영법
occlusal film	교합필름
occlusal surface	교합면
opacity	불투명도
orbitomeatal line (OML)	눈확귓구멍선

[P]

penetration	관통
penumbra	반음영
percutaneous angiography	경피혈관조영술
percutaneous transhepatic cholangiography (PTC)	경피간담관조영술
percutaneous transhepatic cholecytography	피부간경유쓸개관조영술
percutaneous transluminal angioplasty (PTA)	경피경관혈관성형술
percutaneous transluminal coronary angioplasty (PTCA)	피부경유혈관경유심장동맥성형술
phlebography	정맥조영술
pneumoarthrography	공기관절조영술
pneumocystography	공기방광조영술
portable X-ray unit	휴대용 X선장치
portography	문맥조영술
positioning	촬영위치결정
posteroanterior(P-A)	뒤앞-
preparation of examination	검사준비
preparation of patient	환자전처치

prone position	엎드린자세
pyelography	깔때기조영술

[R]

radiation densitometry	방사선농도측정법
radiation protection	방사선방어
radiologist	방사선과의사
radiology	방사선과학
radiotechnologist	방사선사
renal arteriography	콩팥동맥조영술
retrograde aortography	역행대동맥조영술
retrograde pyelography (RGP)	역방향깔때기조영술
right anterior oblique (RAO)	오른쪽앞경사
right posterior oblique (RPO)	오른쪽뒤경사
revolution per minute (rpm)	분당회전수

[S]

sacroiliac joint (SI joint)	엉치엉덩뼈관절
sagittal plane	시상면
salpingography	자궁관조영술
screen unsharpness	스크린불선예도
short scale contrast	숏스케일콘트라스트
sialography	침샘선조영술
source object distance (SOD)	선원피사체간거리
splenography	지라조영술
splenoportography	지라문맥조영술
spot radiography	조준촬영
stereoradiography	입체방사선촬영술

submentovertical projection	턱끝밑수직투영법
supine position	바로누운자세
suture	봉합

[T]

transverse plane	가로면
T-tube cholangiography	T-쓸개관조영술
Trendelenburg's position	트렌델렌버그자세

[U]

ultrasonography	초음파촬영술
uniformity	균등도
upper gastrointestinal series(UGIS)	상부위창자조영술
upright radiography	바로선자세촬영법
urography	요로조영술
uterography	자궁조영술
uterosalpingography	자궁자궁관조영술

[V]

Valsalva's maneuver	발살바조작법
varicography	정맥류조영술
venography	정맥조영술
ventriculography	심(뇌)실조영술
ventrodorsal (V-D) projection	복배방향
vertebral angiography(VGA)	척추동맥조영술
vertical	수직-
verticosubmental projection	두정턱뼈투영법
vesiculography	정낭조영술

view	촬영상
visceral angiography	내장혈관조영술

[W]

water soluble contrast medium	수용성조영제

[X]

X-ray generator	의료용 X선 발생장치
X-ray tube	X선관
xeroradiography	건조방사선촬영술

[Y]

yellow fog	황색흐림
Y-tube	Y형튜브

[Z]

zonography	대상단층촬영술

II. 방사선 종양학(Radiation Oncology)

[A]

absorbed dose	흡수선량
absorbed dose rate	흡수선량률
radioactivity	방사능
American Association of Physicists in Medicine (AAPM)	미국의학물리학회
American Society for Therapeutic Radiology and Oncology (ASTRO)	미국방사선종양학회
antitumor agent	항암제
applicator	장착기

[B]

back scatter factor	후방산란계수
back scattering	후방산란
beam attenuation	선속감쇠
beam axis	선속중심축
Becquerel (Bq)	베크렐
betatron	베타트론
biological isoeffect dose	생물학적등효과선량
block	차폐체
block divergency	차폐체확산
body contour	인체윤곽
bolus	볼루스
bone marrow transplantation	뼈속질이식
boost dose	추가선량
boost radiation therapy	추가방사선치료
brachytherapy	근접치료
Bragg peak	브래그최대점

[C]

calibration	교정
carcinogenesis	발암(과정)
carcinogenic agent	발암물질
cell cycle	세포주기
cell killing	세포살해
cell survival curve	세포생존곡선
chemoradiotherapy	화학방사선치료
cobalt-60	코발트-60
collimator	조리개
compensating filter	보상필터
compensator	보상물질
computer planning	컴퓨터치료계획
cone	집속통
conformal radiation therapy	입체조형방사선치료
conservative treatment	보전적치료(고식적치료)
cross fire irradiation	십자포화조사
cross fire technique	십자포화치료법
curative dose	치유선량
Curie	큐리
custom block	맞춤차폐체
cyclotron	사이클로트론

[D]

deep seated tumor	심재성종양
definitive radiation therapy	근치적방사선치료
depth dose	심부선량
depth dose curve	심부선량곡선

depth dose distribution	심부선량분포
distant metastasis	원격전이
diverging collimator	확산형조리개
dose	선량
dose calculation	선량계산
dose calibration	선량교정
dose rate	선량률
dosimeter	선량계
dosimetry	선량측정(법)

[E]

effective dose	유효선량
effective half-life	유효반감기
electron beam therapy	전자선치료
electron equilibrium	전자평형
electron gun	전자총
electron ray	전자선
electronic collision	전자충돌
electronic emission	전자방사
equivalent dose	등가선량
exposure	조사
external irradiation	외부조사

[F]

fast neutron	고속중성자
field size	조사면
fixed field irradiation	고정조사
focus skin distance	초점피부간거리

fractionated irradiation	분할조사
fractionated stereotactic radiation therapy	분할정위방사선치료
flattening filter	평탄화여과기

[G]

gamma knife	감마나이프
gamma ray	감마선
gantry	지지장치
gene mutation	유전자돌연변이

[H]

half-life	반감기
half-value layer	반가층
high dose rate	고선량률
high dose rate intraluminal radiotherapy	고선량률관내방사선치료
hyperthermia	온열요법
hyperthermoradiotherapy	온열방사선요법
hypoxic cell	저산소세포

[I]

implantation	삽입
incident dose	입사선량
integral absorbed dose	적산흡수선량
integral dose	적산선량(용적선량)
intensity modulated radiation therapy (IMRT)	세기변조방사선치료
internal irradiation	체내조사
International Atomic Energy Agency (IAEA)	국제원자력기구

International Commission on Radiation Units and Measurement (ICRU)	국제방사선단위측정위원회
International Commission on Radiological Protection (ICRP)	국제방사선방어위원회
interstitial implant	조직내삽입
interstitial irradiation	조직내조사
intracavitary radiation therapy	강내방사선치료
intracavitary irradiation	강내조사
intraoperative radiation therapy (IORT)	수술중방사선치료
irregular field	부정형조사면
inverted Y field	역Y조사면
Iridium-192	이리디움-192
irradiated volume	조사용적
isocenter	회전중심
isodose curve	등선량곡선
isodose distribution	등선량분포
isoeffect curve	등효과곡선
isoeffect dose	등효과선량

[K]

klystron	클라이스트론

[L]

laryngeal cancer	후두암
LD50%	50%치사선량
leakage radiation	누출방사선
lethal dose	치사선량
linear accelerator	선형가속기

linear attenuation coefficient	선감약계수
low dose rate irradiation	저선량률방사선조사
lung correction factor	폐보정계수

[M]

Manchester system	맨체스터시스템
mantle radiotherapy	맨틀방사선치료
mass attenuation coefficient	질량감쇠계수
mass collision stopping power	질량충돌저지능력
maximum target dose	최고표적선량
metastasis	전이
medical physics	의학물리
medical physicist	의학물리학자
microtron	마이크로트론
microwave	마이크로파
monitor unit	모니터단위
multiple field irradiation	다조사면치료
multiple fraction per day (MFD)	다분할조사법
multiple collimator	다엽콜리메이터

[N]

neutron beam therapy	중성자선치료

[O]

oncogene	암유전자
oncology	종양학
opposing portal irradiation	대향이문조사
optimal dose	최적선량

ovoid	오보이드
oxygen effect	산소효과
oxygen enhancement ratio (OER)	산소증강비

[P]

palliative therapy	고식치료
pencil beam	가는선속
pencil beam algorithm	가는선속연산
penetration depth	투과심도
penumbra	반음영
percentage surface dose	표면선량백분률
percentage depth dose	심부선량백분률
percentage depth dose curve	심부선량백분률곡선
permissible dose	허용선량
portal vision	조사문영상
positron	양전자
postoperative irradiation	수술후조사
postoperative radiation therapy	수술후방사선치료
prophylactic irradiation	예방방사선조사

[Q]

quality assurance	정도관리
quality control (QC)	품질관리

[R]

radiation biology	방사선생물학
radiation damage	방사선손상
radiation detector	방사선검출기

radiation effect	방사선효과
radiation hazard	방사선장해
radiation oncologist	방사선종양의사
radiation oncology	방사선종양학
radiation physics	방사선물리학
radiation resistance	방사선저항성
radiation therapy	방사선치료
radiobiology	방사선생물학
radiochemistry	방사화학
radioembolization	방사선색전술
radiosensitivity	방사선민감성
radiosurgery	방사선수술
radiotherapist	방사선치료사
radium needle	라디움침
relative biological effectiveness (RBE)	상대생물학적효과
remote afterloading system (RALS)	원격조작후장진법
reoxygenation	재산소화
rapair	회복
roentgen per hour per meter (RHM)	단위시간당뢴트겐
rotating irradiation	회전조사

[S]

scatter factor	산란계수
scatter air ratio (SAR)	산란공기비
scatter maximum ratio	최대산란비
scattered ray	산란선
scattering foil	산란박막
sealed source	밀봉선원

simulation	모의치료
skin dose	피부선량
skin reaction	피부반응
skin sparing effect	피부보존효과
source-axis distance (SAD)	선원축간거리
source-skin distance(SSD)	선원피부간거리
source-target distance(STD)	선원표적간거리
specific activity	비방사능
sublethal damage	준치사손상

[T]

tandem	탄뎀
tangential irradiation	접면조사
target theory	표적이론
target volume	표적용적
telecobalt therapy	코발트원격치료
teletherapy	원격치료
therapeutic range	치료범위
therapeutic ratio	치료효율(치료가능비)
thermal enhancement ratio (TER)	온열증감비
thermoluminescence dosimeter (TLD)	열형광선량계
tissue dose	조직선량
tissue maximum ratio (TMR)	조직최대선량비
tissue air ratio (TAR)	조직공중선량비
tissuephantom ratio(TPR)	조직팬톰비
total body irradiation (TBI)	전신방사선조사
total skin electron beam therapy (TSEB)	전신피부전자선치료
treatment planning	치료계획

[V]

Van de Graaff generator	반데그라프트발생기
volume dose	용적선량

[W]

wedge filter	쐐기필터

III. 핵의학(Nuclear Medicine)

[A]

absorption	흡수
active immunity	능동면역
active transport	능동운반
aerosol	분무
affinity	친화력
alpha decay	알파붕괴
amplifier	증폭기
analysis of variance (ANOVA)	변이분석
analyzer	분석기
antibody	항체
antigen	항원
antigen receptor	항원수용체

[B]

background radiation	배경방사선
beta decay	베타붕괴
beta radiation	베타방사선
blood brain barrier (BBB)	혈액뇌장벽
blood pool	혈액풀
bolus injection	순간주사

[C]

capillary blockade	모세혈관차단
capture	포획
cardiac scanning	심장스캔
cathode ray tube (CRT)	음극선관

centrifugation	원심분리
cerebral blood flow (CBF)	뇌혈류(량)
cerebral radionuclide angiography	방사성핵종뇌혈관스캔(조영)사진
cerebrospinal fluid (CSF)	뇌척수액
circulation time	순환시간
coefficient of variation	변이계수
collimator	조준기
colloid reaction	교질(콜로이드)반응
compartment analysis	구획분석
competitive assay	경합측정법
competitive binding assay	경합결합측정법
count per minute (cpm)	분당계수
count per second (cps)	초당계수
counter	계수기
counting rate	계수율

[D]

daughter nuclide	딸핵종
delay time	지연시간
detector	검출기
diastolic phase	확장기
diffusion	확산
diverging collimator	확산형조준기
dot scan	(타)점스캔
double labeling method	이중맹검법
dual head scanner	이중헤드스캐너
dynamic (function) study	동태(기능)검사
dynamic image	동태영상

[E]

electrophoresis	전기이동
emission computed tomography (ECT)	방출전산화단층촬영
excited state	들뜬상태
exponential curve	지수곡선

[F]

fan beam	부채살선속
fat absorption study	지방흡수시험
feedback mechanism	되먹이기기전
field uniformity	시야균일성
flood field	플러드장

[G]

gamma camera	감마카메라
Geiger-Muller counter	가이거뮬러계수기
Geiger-Muller tube	가이거뮬러계수관
generator	발생장치

[H]

hemolysis	용혈
high resolution collimator	고분해능조준기
high sesitive collimator	고감도조준기

[I]

immunoassay	면역측정법
in vitro counting	체외계측
in vivo test	생체내검사

International Commission on Radiological Protection (ICRU)	국제방사선방어위원회
ionization chamber	이온함
iron deficiency anemia	철겹필성빈혈
isobar	동중원소
isomer	이성체
isomeric transition (IT)	이성체전이
isotope	동위원소
isotope tracer	동위원소추적자

[K]

Kupffer's cell	별큰포식세포

[L]

labelled compound	표지화합물
linear (whole body) scanner	선형(전신)스캐너
lung inhalation scan	폐흡입스캔
lung perfusion scan	폐관류스캔
lung ventilation	폐환기
lymhoscintigraphy	림프신티그라피

[M]

macroaggregated albumin (MAA)	대응집알부민
mctastable state	순안정상태
milking	밀킹
multiplier phototube	광전자증배관

[N]

nuclear medicine (NM)	핵의학

National Electrical Manufactures Association (NEMA)	국립전기공업협회

[P]

parallel hole collimator	평행구멍형조준기
parent nuclide	어미핵종
perfusion index	관류지수
perfusion scan	관류스캔
positron emission tomography (PET)	양전자방출단층촬영
protein bound radioactive iodine (PBRI)	단백결합방사성옥소
pulmonary perfusion scan	폐관류스캔
pulse height analyzer (PHA)	파고분석기

[R]

radioactive contamination	방사성오염
radioactive disintegration	방사성붕괴
radioactive equilibrium	방사성평형
radioactive isotope	방사성동위원소
radioactive tracer	방사성추적자
radioactive waste	방사성폐기물
radioactivity	방사능
radioactivity label	방사능표지
radiobinding assay	방사결합측정법
radiochromatography	방사크로마토그라피
radioimmunoassay (RIA)	방사면역측정법
radiometric analysis	방사분석
radionuclide cisternography	방사성핵종뇌조조영술
radionuclide purity	방사성핵종순도

radiopharmaceutical	방사성의약품
radioreceptorassay (RRA) receptor assay	방사성수용체측정법
red cell life span	적혈구수명
region of interest (ROI)	관심영역
regional cerebral blood flow (RCBF)	국소뇌혈류(량)
resin	수지

[S]

saturation analysis	포화분석법
schilling test	실링검사
scintigraphy	신티그라피
scintillation camera	섬광카메라
scintillation counter	섬광계수기
scintillation detector	섬광검출기
shunt study	단락검사
simole diffusion	단순확산
single photon emission computed tomography (SPECT)	단일광자방출전산화단층촬영
solute	용질
solvent	용매
standard source	표준선원
stroke volume	심박출량
surface contamination	표면오염

[T]

thyroid iodine uptake (TIU)	갑상샘요오드섭취(율)
thyroid stimulating hormone (TSH)	갑상샘자극호르몬
thyroid stimulating test	갑상샘자극검사

thyroid suppression test	갑상샘억제검사
thyroid uptake study	갑상샘섭취검사
tubular secretion	요세관분비
two antibody method	이중항체법

[W]

well (type) counter	우물형계수기

CHAPTER 3-3

물리치료학의 주요 의학용어 (The Medical Terminology of Physical Therapy)

학습목표

- 물리치료와 관련된 기본 용어를 학습한다.
- 물리치료 의료종사자와 관련된 용어를 공부한다.
- 물리치료학과 관련된 질환 및 치료방법에 대한 용어에 대하여 학습하게 된다.

Ⅰ. 물리치료종사자

Director of Physical Therapy	물리치료과장
Physical Therapy Supervisor	물리치료기사장
Chief Physical Therapist	물리치료실장
Staff Physical Therapist	정식물리치료사
Registered Physical Therapist	등록물리치료사
State Physical Therapist	미국물리치료사
B.S. Physical Therapist	학사물리치료사
Diploma Physical Therapist	학사물리치료사 졸업증서
Associate Physical Therapist	2년제물리치료사
Assistant Physical Therapist	보조물리치료사
Aid Physical Therapist	물리치료보조원
Student Physical Therapist	학생물리치료사

II. 물리치료의 주된 의학용어

[A]

abarognosis	중량감각소실증
abduction	벌림(외전)
abscess	농양
accessory movement	부수적운동
acetylcholine	아세트콜린
acheiria	무수증
Achiles tendon reflex	아킬레스건 반사
achondroplasia	연골발육부전증
acrocyanosis	선단청색증
acromegaly	선단거대증
acromioclavicular sprain	견쇄관절염좌
action potential	활동전위
active exercise	능동운동
activity of daily living (A.D.L)	일상생활동작
acupressure	지압
acupuncture	침술
acute	급성
adactylia	손(발)가락없음증(무지증)
Addis test	아디스검사
adduction	모음(내전)
adenoma	선종
adhesion	유착
adhesive capsulitis	유착성관절낭염
aerobic exercise	유산소성 운동
agenesis	발육부전
agnosia	인식불능증(실인증)

agonist	작용근(주동근)
agraphia	쓰기언어상실증(실서증)
akinesia	운동못함증(운동불능증)
albinism	백피증
alexia	읽기언어상실증(실독증)
Allen test	알렌검사
Allis test	알리스 검사
allograft	동종이식
alternating current	교류
Alzheimor's dis.	알쯔하이머 질환
amelia	팔(다리)없음증(무지증)
amentia	정신박약
amnesia	건망증
amputation	절단
amyoplasia	근형성부전증
amyotonia	근무력증
amyotrophic lateral sclerosis	근위축성가쪽(측삭)경화증
anemia	빈혈
anaerobic exercise	무산소운동
analgesia	무통증
anesthesia	무감각, 마취
aneurysm	동맥류
ankle	발목
ankle foot orthosis	단하지 보장구
ankylosing spondylitis	강직성척추염
ankylosis	강직(관절강직)
annulus fibrous	윤상섬유, 섬유륜
anormaly	이상, 기형

anoxia	산소결핍, 무산소증
antagonist	길항근
anterior compartment syndrome	전경골증후군
anterior cruciate ligament	앞(전)십자인대
anterior horn cell	앞뿔(전각)세포
anteversion	앞경사(전경)
antitoxin	항독소
aphasia	언어상실(실어)증
aplasia	무형성(증)
Apley test	아플레이 검사
apoplexy	뇌졸중(중풍, 뇌출혈)
apraxia	행위실행(실행)증
arteriosclerosis	동맥경화증
arthralgia	관절통
arthritis	관절염
arthrodesis	관절 고정술
arthroplasia	관절성형술
arthroscopy	관절경 검사법
arthrosis	관절증
artificial limb	의지
asphyxia	질식, 가사
associated reaction	연합반응
asterognosis	입체인식 불능증
asthma	천식
asymmetric tonic neck reflex	비대칭성 긴장성 경반사
asynergy	공동운동 실조증
ataxia	조화운동못함(실조)증
atherosclerosis	죽상경화증

athetosis	꼼지락운동(무정위 운동)
atlas	꼬리뼈(제1경추)
atrophy	위축
avascular necrosis	무혈관(무혈성) 괴사
avulsion fracture	찢김(박리)골절
axonotmesis	축삭단절증

[B]

Babinski reflex	바빈스키 반사
ballism	도리깨질(발리즘)
Beever's sign	비이버스 증후
Bell's palsy	얼굴(안면)마비
bending	굽힘
Bennett fracture	베네트 골절
biceps reflex	두갈래(상완이두)근 반사
birth palsy	분만마비
blindness	시각상실
blinking reflex	눈깜빡반사
Blount's disease	블런트 병
Bobath approach	보바스 접근법
bone biopsy	골생검
bone tumor	골 종양
Boutonniere deformity	단추구멍 기형
boxer fracture	복서 골절
brace	보조기
bradycardia	느린(서)맥
bradykinesia	운동(완서)완만
bradypnea	느린호흡(완서)

brain stem reflexes	뇌줄기(뇌간)반사
Broca's aphasia	브로카 실어증
Brown-Sequard's syndrome	척수반측장애 증후군
Brunnstrom approach	브런스트롬 접근법
Buerger's disease	버어거씨 질환
bulbocavernosus reflex	구해면체근 반사
burn	화상
bursa	윤활주머니(활액낭, 점액낭)
bursitis	윤활낭염(활액낭염)

[C]

calcification	석회화
calcificinitis losity	피부경결
callus	가골
capsular pattern	관절낭패턴
cadiac rehabilitation	심장재활
carpal tunnel syndrome	손목굴(수근관)증후군
carrying angle	운반각
cauda equina syndrome	말총(마미)신경 증후군
causalgia	작열통
central cord syndrome	중심척수 증후군
central nerve system	중추신경계
cerebellar ataxia	소뇌성(운동실조증)조화운동못함증
cerebral aneurysm	뇌동맥류
cerebral concussion	뇌진탕
cerebral contusion	뇌(좌상)타박상
cerebral functional failure	뇌기능부전
cerebral palsy	뇌성마비

cerebral spinal fluid	뇌척수액
cervical rib	목갈비뼈(경늑골)
chondralgia	연골통
chondrodysplasia	연골이형성증
chondroepiphysitis	골단연골염
chondroma	연골종
chondromalacia	연골연화증
chondroporosis	연골조송증
chondrosarcoma	연골육종
chondrocytes	연골세포
chorea	무도병
chronaxy	시치
chronic	만성
circle of Willis	대뇌동맥륜
clasp-knife phenomen	접칼현상
claudication	절뚝거림(파행)
claw foot(hand)	칼퀴족(손)
clonus	간대성경련
coccyalgia	꼬리뼈(미골)통
Cock-Up splint	콕업 부목
cocontraction	동시(협력)수축
cogwheel phenomenon	톱니바퀴현상
cold pack	냉습포
Collis fracture	콜리스골절
club foot	휜발(만곡)족
coma	혼수
comminuted fracture	분쇄골절
compensation	대상(보상)작용

complication	합병증
Computed Tomography	전산화단층촬영술
concentric contraction	동심(구심)성수축
concussion	진탕
congenital dislocation of hip	선천성엉덩(고)관절탈구
connective tissue	결합조직
contracture	구축
contraindication	금기증
contrast bath	교대욕
contusion	타박상
convulsion	경련
coronal plane	관상면
cortex	겉(피)질
cranial nerve	뇌신경
creeping	기기, 배밀기
cremasteric reflex	고환올림(거고)근반사
crepitus	염발음
cubital tunnel syndrome	팔굽굳증후군
cubitus	팔꿈치
cubitus valgus	외반달꿈
coxa vara	굽은넙다리뼈(내반고)
cyanosis	청색증
cyst	낭

[D]

decubitus ulcer	욕창
deep vein thrombosis	심부정맥혈전증
deformity	기형

degeneration atrophy	퇴행성 위축
degeneration	변성, 퇴화
delayed union	지연유합
dementia	치매
demyelinization	말이집탈락(수초제거)
dermatome	피절, 피판분절
dermis	진피
De Quervain's dis.	데코반씨 병
diabetes mellitus	당뇨
diagnosis	진단
diaphragm	횡경막(가로막)
diaphysis	뼈몸통(골간)
dilplegia	양측마비
diplopia	겹보임(복시)
disc herniation	추간판탈출증
dislocation	탈구
disorder	장애 부조화
displacement	전위
distraction test	잡아당김(신연)검사
disuse atrophy	무용성위축
Doll's eye sign	인형눈증후
dressing	창상처치
Dupuytren's fracture	뒤피트랑 골절
dysarthesia	조음곤란(눌어)증
dysesthesia	감각이상(장애)
dyskinesia	운동이상증
dysphagia	삼킴(연하)곤란
dysplasia	형성이상(이형성)증

dyspnea	호흡곤란
dyspraxia	운동장애
dysreflexia	반사부전증
dystonia	이긴장증(근육긴장이상)
dystrophy	이영양증(영양장애)

[E]

eccentric	중심(원심)성의
ecchymosis	반상출현
edema	부종
effleurage	문지르기(경(무)찰)법
effusion	삼출
equilibrium reaction	평형반응
electromyography	근전도검사
electroencephalography	뇌파검사
Ely test	엘리검사
embolism	색전증
embolus	색전, 전자
emphysema	공기(폐기)증
encephalon	뇌
End - feel	끝느낌
engram	기억흔적
entrapment syndrome	죄임(포획)증후군
epicondyle	위관절융기
epicondylitis	위관절융기(상과)염
epidemiology	역학
epidermal	표피
epilepsy	간질

equinus gait	안쪽말발(첨족보행)
equinovarus	첨내반족
Erb's palsy	에버스 마비
erection	발기
erosion	짓무름(침식, 미란)
erythema	홍반
esthesia	지각, 감각
eversion	뒤집힘, 가쪽번짐(외반)
exostosis	뼈면골종증(외골증)
extra pyramidal system	추체외로계
extremity	팔다리(사지절)
exteroceptor	외수용기

[F]

Fabere test	파베르 검사
facet joint	작은관절(척추의)
facial	얼굴(안면)
facilitation techniques	촉진기술
facio-scapulo-humeral dystrophy	안면견갑상완 이영양증
fascial	근막의
fasciitis	근막염
fasciculation	근부분 수축(근섬유속 연축)
fat embolism	지방색전증
fatigue fracture	피로골절
feedback	되먹이
festinant gait pattern	가속보행형태
fibrillation	잔떨림(섬유성 연축)
fibroma	섬유종

Finkelstein sign	핑겔쉬테인 징후
flaccidity	이완성의
flank	옆구리
flexibility exercise	유연성운동
foreign body	이물질
forearm	아래팔
forefoot	앞발
fossa	오목(와)
fracture	골절
fracture lind	골절선
Fankel's exercise	프랭겔 운동
friction	마찰
Friedrich's ataxia	프리드리히 실조증
Froment sign	프로망 징후
frozen shoulder	부동견관절
fusiform	방추상

[G]

Gaenslen's sign	겐슬렌 징후
gait	보행, 걸음
Galeazzi fracture	갈레이츠 골절
ganglia	신경절, 신경종
gangrene	괴저
gas embolism	기체색선
gate control theory	관문 조절설
genu valgum (knock knee)	안굽이무릎(외반슬)
genu varum (bow leg)	밖굽이무릎(내반슬)
Goldthwait's singn	골드웨이트 징후

Golfer's elbow	골퍼주
Golgi tendon organ	골지건 기관
goniometer	관절각도계
gout	통풍
gouty arthritis	통풍성관절염
gouty node	통풍결절
Guillain-Barre syndrome	길랑-바레 증후군
Gunstock deformity	총상기형 (내반주)

[H]

hallux valgus	엄지발가락쪽휨증(무지외반증)
Hammer toe	망치발가락(추상족지)
Hangman's fracture	교수형골절
heart block	심장차단, 심장(방실)분리
heart failure	심기능부전
heat therapy	온열치료
Heberden's node	헤베르댄 결절
heeling	치유
heel spur	종골극
hemoarthrosis	관절혈종
hematoma	혈종
hemianopsia	반맹증
hemiparesis	반부전마비
hemipelvictomy	골반반 절제술
hemiplegia	편마비
hemophilia	혈우병
hemoptysis	객혈
hemorrhage	출혈

hemostasis	지혈, 울혈
hemothorax	혈흉
hemiballism	반신무도병
hepatitis	간염
herniated intervertebral disk	추간원판 탈출증
herniated nucleus pulposus	수핵탈출증
herniation	탈장
heterotopic bone formation	이소성골 형성
H.L.A(human leukocyte antigen)	사람백혈구항원
hospice	호스피스
Housemaid's knee	가정부 무릎
Hubbard tank	하버드탱크
Hunter syndrome	헌터징후
hydrarthrosis	물관절증(관절수증)
hydrocephalus	물뇌(수두)증
hydrocollateral pack	온습포
hydrotherapy	수치료
hypoalgesia	통각저하
hyperalgesia	통각과민
hyperemia	충혈
hyperesthesia	감각(지각)과민
hyperkinesia	운동과다증
hyperpnea	호흡항진
hypertension	고혈압
hypertonia	과긴장
hypertrophy	과비대(영양)
hypothenar muscle	새끼두덩(소지구)근
hypoxia	저산소증

[I]

immature bone	미숙골
impacted fracture	끼임(감입)골절
incontinence	찔끔(실금)증
incoordination	협조성불능
induration	경결, 경화
infantile spasm	영아경련
infarction	경색증
infection	감염
inflammation	염증
infrared ray	적외선
inhibition	억제
initial shock	일차충격
innervation	신경지배
insidious	잠행성의
inspection	시진
intention tremor	기도진전
interference	간섭
intermittent claudication	간헐성파행
internal derangement of joint	관절내장애
interocepter	내수용기
intervertebral disk	추간원판
intervertebral disk narrowing	추간판협소화
intracerebral hemorrhage	뇌출혈
intracranial	두개내의
intracranial pressure	두개내압
ischemia	허혈
ischemic contracture	허혈성구축

isokinematic exercise	등속성운동
isometric	등척성
isometric contraction	등척성수축
isotonic	등장성
isotonic contraction	등장성수축

[J]

jaundice	황달
Jaw jerk	턱(하악)반사
Jefferson's fracture	제퍼슨 골절
joint	관절
joint mobilization	관절가동화
joint play	관절조작(놀이)
juvenile rheumatoid arthritis	청소년류마티스성관절염

[K]

Kenny packs	케니펙
Kernig's sign	게르니그 징후
kinematic	운동학의
kinsiology	운동학
kinesthesia	운동감각
Klumpke's paralysis	크롬케스 마비
knee jerk	무릎반사
knee orthosis	무릎보장구
Knuckle bender	넉클밴드
Kohler's disease	퀄러병
kyphosis	척주뒤굽음증(척추후만)
kyphotic posture	척주뒤굽음(후만)자세

[L]

labor	분만, 출산
labyrinthine reflex	미로반사
laceration	열상, 단열
Lachman's test	락만검사
laminectomy	추궁절제술
Laser	레이저
lateral collateral ligament	외측측부인대
lateral view	가쪽(측방)촬영
leprosy	나병
lesion	병소, 병변
lidocane	리도카인
ligament	인대
limb	팔-다리(사지)
lipoid	지질
lipoma	지방종
Lisfranc's fracture	리스프랑골절
long-term goals	장기목표
longitudinal fracture	종상골절
lordosis	척주앞굽음증(척추전만증)
lower motor neuron	아래(하)운동신경원
Lumbago	요통
lumbarization	허리뼈되기(요추화)
lumbosacral plexus	허리엉치신경얼기(요천골 신경총)
lytic	용해성의

[M]

Magnetic Resonance Imaging	자기공명영상

maladaption	부적응
malaise	권태감
malignant	악성의
Mallet finger	추지
malunion	부정유합
manipulation	도수교정
manual muscle testing	도수근력검사
march fracture	행군골절
masklike face	가면형얼굴
mass movement pattern	대단위운동패턴
massage	맛사지
mature bone	성숙골
Mc murray test	맥머리 검사
medial	안쪽(내측)의
medial collateral ligament	안쪽곁(내측부) 인대
medial rehabilitation	재활의료
medication	약물요법
meditation	명상, 묵상
membranous ossification	막성골화
meningeal hemorrhage	뇌막(수막)출혈
meningitis	뇌(수)막 염
meningomyelitis	뇌막척수염
menstruation	월경
mental retardation	정신지체
metabolic equivalent	신진대사량
Meryon's sign	머라이언 징후
metastasis	전이
metatarsalgia	발허리뼈통증(중족골)통

micro wave	극초단파
Milgram test	밀그람 검사
Millwaukee brace	밀워크 보조기
minimal erythema dose	최소홍반용량
mixed thrombus	혼합혈전
mobility	가동성
mobilization	관절유동술
moist	습윤
Mongolion spot	몽고인반
Monteggia fracture	몽테지아 골절
morbidity	병적상태
morning stiffness	아침경직
Moro reflex	모로반사
motor nerve	운동신경
motor neuron disease	운동신경원질환
motor pont	운동점
motor unit	운동단위
movement	동작
multple sclerosis	다발성경화증
Mumps	유행선이하선염
muscle atrophy	근위축
muscle spindle	근방추
muscular dystrophy	근이영양증
muscular rheumatism	근류마티즘
myalgia	근육통
myasthenia gravis	중증근무력증
myelalgia	척수통
myelin	말이집(수삭)

myelin sheath	말이집(수초)
myelomalacia	척수연화증
myelomeningitis	척수수막염
myelosclerosis	수경화증
myelotomy	척수절개술
myocardial infarction	심근경색증
myocarditis	신근염
myoclonus	간대성근경련
myofacial pain syndromes	근막동통증후군
myofascial release	근막이완술
myofibril	근원섬유
myoischemia	근허혈
myoma	근종
myoplasty	근성형술
myosin	굵은근육미세섬유(근섬유소)
myositis	근육염(근염)
myositis ossificans	골화성 근육염

[N]

Naffziger's sign	나프자이거 징후
N.D.T.(neuro developmental treatment)	신경발달치료
neck righting reflex	목바로잡기(목정위)반사
neck shaft angle	경체각
necropsy	검시, 부검
necrosis	괴사
needle	침, 바늘
Nelaton's line	넬라톤 선
neonatal	신생아의

neoplasm	신생물
nerve	신경
nerve block	신경차단술
nerve cell	신경세포
nerve conduction test	신경전도검사
nerve conduction velocity	신경전도속도
nerve entrapment syndrome	신경압박증후군
nerve stimulation therapy	신경자극치료법
neuralgia	신경통
neurasthenia	신경쇠약
neurectomy	신경절제술
neuritis	신경염
neurofacilitation techiniques	신경촉진 기술
neurofibroma	신경섬유종
neurolysis	신경박리
neuroma	신경종
neuron	신경원
neuropathy	신경병
neuropraxia	신경압박
neurosis	신경증
neurosthenia	신경쇠약
neurotmesis	신경절단
Nightstick fracture	야경봉 골절
node	절, 결절
nodule	소결절
noncontractile tissue	비수축성조직
non-union	불유합
Nystagmus	눈떨림(안구진탕증, 안진)

[O]

Ober's test	오버검사
objective sign	객관적 징후
oblique fracture	사상골절
occlusion	막힘(폐색)
Occupational Therapy	작업치료
open fracture	개방성골절
Oppenheim's sign	오펜하임 징후
opponens splint	대립부목
orthop(a)edic	정형의
Orthopaedic Physical Therapy	정형물리치료
Orthopaedic Surgery	정형외과
orthosis	정형술, 보장구
Ortolani's sign	오토라니 징후
Osgood-Schlatter's diease	오스굳-쉴라터 병
ostealgia	뼈통증
osteitis	뼈염
osteoarthritis	뼈관절염
osteochondritis	뼈연골염
osteochondroma	뼈연골종
osteochondrosis	뼈연골증
osteofibroma	뼈섬유종
osteokinematics	뼈운동학
osteolipoma	뼈지방종
osteolysis	뼈용해
osteomalacia	뼈연화증
osteomyelitis	뼈수염
osteonecrosis	뼈괴사

osteoperiostitis	뼈막염
osteoporosis	뼈다공증
osteosclerosis	뼈경화증
osteothrombosis	뼈색전증
osteotomy	뼈수술

[P]

Paget's disease	파젯씨 병
pain	동통
pallesthesia	진동감각
palsy	마비
pannus	판누스
paraesthesia	이상감각, 지각이상
paraffin	파라핀
parallel bar	평형대
paralysis agitans	진전마비
panarthritis	전관절염
paralysis	마비
paraplegia	하반신마비
parasitology	기생충학
paresis	부전마비
Parkinson's disease	파킨슨 병
passive exercise	수동운동
patella alta	무릎뼈(슬개골) 고위
patellar retraction test	무릎뼈(슬개골) 후방밀기 검사
pathology	병리학
pathway	경로
Pauwel's angle	파우웰 각

pelvic band	골반밴드
pendulum(Cordman's)	진자(추)운동
penis	음경
perception	인지, 지각
percussion	타진
perforating fracture	관통골절
perineum	샅(회음부)
periosteum	뼈(골)막
periositis	뼈(골)막염
peripheral vascular disease	말초혈관질환
Perthe's disease	페르쎄스 병
pes planus (flat foot)	편평족
petrissage	유날법
Phalen's test	팔렌검사
Phantom pain	환상통
phlebitis	정맥염
physical therapist	물리치료사
physical therapy	물리치료
physiology	생리학
pigmentation	색소침착
Piston sign	피스톤 징후
planus	평편
pneumonia	폐렴
pneumothorax	기흉
poliomyelitis	소아마비(급성회백수염)
poliomyositis	다발성 근염
polyneuritis	다발성 신경염
polyp	폴립

posterior cord syndrome	뒤(후)척수증후군
posterior cruciate ligament	뒤(후)십자인대
postural drainage	체위 배담법
postural hypotension	자세성 저혈압
postural reflex	자세반사
postural tone	자세긴장도
potassium	칼륨
potential	전위차
Pottt's disease	포토 병
pregnancy	임신
prepatella bursa	무릎앞주머니(슬개골 전 점액낭)
prescription	처방, 처방전
pressure sore	욕창
pirmitive reflex	원시반사
proprioceptors	고유수용기
prognosis	예후
progressive muscular dystrophy	진행성 근 이영양증
proprioceptive neuromuscular facilitation	고유수용성 신경근 촉진
prosthesis	의지(수,족)
pseudoarthrosis	가성관절
pseudohypertrophy	거짓(가성)비대
psychiatry	정신의학
ptosis	처짐(안검하수)
pulled elbow	소아주내장(주관절 탈구)
pully	활차
pulmonary edema	폐기종
pulse	맥박
pulse pressure	맥압

purine	퓨린
pyramidal tract	추체로

[Q]

Q - angle	큐각
quadriceps reflex	무릎(대퇴사두근) 반사
quadriplegia	사지마비
quiescence	정지기

[R]

radial head fracture	노골머리(요골두) 골절
radialis sign	노골(요골)신경 징후
radiation	복사
radiation therapy	방사선치료
Raimiste sign	레이미스트 징후
range of motion test	관절가동범위 검사
Raynaud's disease	레이노드 병
reaction	반응
reaction of degeneration	변성반응
reciprocal innervation	상반신경지배
recurrent dislocation	재발성 탈구
reduction	정복
reflex	반사
reflex muscle guarding	반사적 근 방어
reflex sympathetic dystrophy	반사적 교감신경 이영양증
reflex test	반사검사
regeneration	재생
rehabilitation	재활

rehabilitation medicine	재활의학
Reiter's syndrome	레이터 증후군
relaxation	이완
relaxed position	이완자세
release phenomenon	해리현상
remodelling phase	재형성기
resisted exercise	저항운동
respiratiion	호흡
resting tremor	휴지진전
retardation	지연, 지체
rheobase	기전류
rheumatic fever	류마티스열
rheumatoid arthritis	류마티스 관절염
rhizotomy	척수 신경근 절개술
rekets	구루병
righting reflex	정위반사
rigidity	강직
Rolando fracture	로란도 골절
Rhomberg test	롬버그 검사
rotator cuff injury	회전근개 손상
rubella	풍진
rule of nines	9의 법칙
rupture	파열, 단열
Russell's traction	럿셀 견인법

[S]

sacral cyst	엉치(천골)부 낭종
sacralgia	엉치뼈(천골)통

sacralization	엉치뼈되기(천추화)
sacroiliitis	엉치엉덩관절(천장관절)염
sagittal axis	시상축
scar tissue	반흔조직
schizophrenia	정신분열증
sciatica	궁둥신경(좌골신경)통
scissors gait	가위보행
sclerosis	경화증
scoliosis	척추옆굽음중(척추 측만증)
scratch	긁음
screws fixatiion	나사고정
scurvy dis.	괴혈병
segmental fracture	분절 골절
semicoma	반혼수
sensory deprivation	감각(지각)결손
sensory integration	감각통합
sensory neuron	감각신경원
septicemia	패혈증
sex	성
shaft fracture	몸통(골간부) 골절
shearing	전단
shoulder hand syndrome	견수증후군
sign	증세, 징후
skeletal muscle	골격근
skin sense test	피부감각검사
Slocum test	스로컴 검사
Smith's fracture	스미스 골절
smooth muscle	평활근

snapping sound	탄발성음
S.O.A.P(Subjective. Objective Assessment. Planing) note	S.O.A.P 기록
solar degeneratin	일광변성
somatagonosia	체성실인증
somatic	신체(체성)의
sore	궤양
spasm	경련
spastic	경련(직)성의
spasticity	경직(성)
spatial relation deficit	공간관계 결함
speech center	언어중추
spina bifida	척추갈림증(척추이분증, 이분척추)
spinal column	척주
spinal cord	척수
spinal cord injury	척수손상
spinal nerve	척수신경
spinal reflex	척수반사
spinal stenosis	척수협착증
spindle	근방추
spiral fracture	나선상골절
splint	부목
spondylalgia	척추통
spondylitis	척추염
spondylitis tuberculosa	결핵성 척추염
spondylolisthesis	척추전방 전위증
spondylolysis	척추분리증
sport medicine	스포츠 의학

sprain	삠(염좌)
Sprengel's shoulder	선천성 견갑골 고위증
squint	사시
stance phase	입각기
static exercise	정적운동
statistic	통계
stem bath	증기욕
stellate fracture	별(성상)골절
stenosis	협착증
stereognosis	입체인지
steroid	스테로이드
stiffness	강(경)직
stooping exercise	새우등 운동
straight leg raising test	하지거상 검사
strain	과도긴장(좌상)
strap	반창고대
strengthening	강화
strength duration curve	강시곡선
stress	스트레스, 응력
stretch	신장
stretch reflex	신장반사
stroke	뇌졸중
stroking	경(무)찰
stump	잘린끝(절단부)
subarachonid hemorrhage	거미막(지주막)하 출혈
subcoracoid dislocation	부리밑(오훼돌기 하) 탈구
subdeltoid bursitis	어깨세모근밑주머니(삼각근 하점액낭)
subluxation	부분(아)탈구

Sudeck atrophy	슈택 위축
supporting reaction	지지반응
supracondylar fracture	관절융기위(상과) 골절
surgery	수술
surgical neck fracture	외과목(경) 골절
swallowing	삼키기(연하)
Swan neck deformity	백조목 변형
swing phase	유각기
symmetric tonic labyrinthine reflex	대칭성 긴장성 미로반사
symmetric tonic reflex	대칭성 긴장성 반사
sympathetic nerve	교감신경
synape	신경연접
syncope	실신
syndrome	증후군
synergist	협력근
synergy	협력(공동)
synovia	윤활(활)액
synovial joint	윤활(활막성) 관절
synovial membrane	윤활(활)막
synovitis	윤활막(활막)염
syringomyelia	척수물구멍(척수공동)증
synovium	활액
system	계통
systole	수축기
systolic pressure	수축기 혈압

[T]

tabes dorsalis	척수매독(척수로)

tachycardia	빠른맥(빈맥, 빈박)
tactile agonosia	촉각 실인증
talipes equinovarus	발꿈치들린휜발증(첨내반족)
tapotment	경타법
tendimitis	힘줄(건)염
tendon	힘줄(건)
tendon reflex	힘줄(건)반사
tender transfer	힘줄(건) 이식술
tennis elbow(lateral epicondylitis)	테니스팔굽증(테니스주)
tenodesis	힘줄(건)고정술
tenosynovitis	힘줄윤활막(건초)염
tenotomy	힘줄(건)절개술
tension tetanus	장력
thalamic syndrome	시상증후군
therapeutic exercise	운동치료
thermohypesthesia	온각감소증
thermotherapy	온열치료
Thomas heel	토마스 발꿈
Thomas sign	토마스 징후
thoracic outlet syndrome	가슴문증후군(흉곽출구증)
threshold	문턱(역치)
thromboembolism	혈전색전증
thrombophlebitus	혈전성 정맥
thrombosis	혈전증
thrombus	혈전
tidal volumn	호흡용적
tinel sign	티넬 징후
tingling pain	타진통

tinnitus	키울림(이명)
Thomas test	토마스 검사
tone	긴장
tonic	긴장성의
tonic convulsion	긴장성 경련
tonic neck reflex	긴장성 목(경) 반사
tonus	장력, 긴장
tophus	동풍결절
torsion	염전(력)
toricollis	기운목(사경)
total hip replacement	전엉덩관절대치술(고관절 전치환술)
toxic	중독성의
traction	견인
transcutaneous	피부통과(경피성)
Transcutaneous Electrical Nerve Stimulation (T.E.N.S)	피부통과(경피)신경 전기자극 치료
tremor	떨림(진전)
Trendelenburg test	트랜델렌버그 검사
Trigger finger	방아쇠 손가락(수지)
trphic change	영양성 변화
tuberculosis	결핵증
tumor	종양
twitch	단일수축(연축)
two point discrimination	2점 식별 검사

[U]

ulcer	궤양
ulnal tunnel syndrome	자뼈굴(척골관) 징후군

ultrasound	초음파
ultraviolet	자외선
unconscious	무의식의
unilateral	편(일)측성의, 한쪽의
unipolar	홑(단일)극의
upper motor neuron	위(상)운동 신경원
uremia	요독증
uric acid	뇨산
uterus	자궁

[V]

vagina	질
valgus	바깥굽은(외반)
varicose vein	정맥류
varus	안쪽들린(내반)
vein	정맥
verbal aphasia	운동언어상실증
verbal apraxia	언어행위증(실어증)
vertical axis	수직축
vertigo	현기증(현훈)
vestibular reflex	안뜰(전정)반사
vital capacity	폐활량
vital sign	생명징후
Vojta treatment method	보이타 치료법
Volkman's contracture	볼크만 구축
voluntary movement	수의운동

[W]

walker	보행기
walking training	보행훈련
Wallerian degeneration	월러 변성
wax	왁스
wheel chair	의자차
wheezing	천명
whirlpools	회전(와류)욕
white thrombus	백색혈전
winging scapular	익상견갑골
withdrawal	도피(회피)
wrinkle test	주름검사
wrist drop	손목처짐(수하수)
wry neck	기운목(사경)

[X]

xanthosis	황색증
xenograft	이종이식
xiphoid	칼(검상)

[Y]

yellow	황색

[Z]

zygomatic arch	광대활
zygomatic bone	광대뼈

Part. 4

Appendix

부 록

임상에서 사용되어 지는 병명 및 진료과 및 부서를 명시할 때 신속한 진료를 위하여 약어를 사용하는 경우가 많게 된다. 이때 실제 임상실무에서 사용되어 지는 약어와 진료과의 명칭을 이해하도록 하여 최상의 의료서비스를 제공할 수 있도록 한다.

학습내용

- 의학적으로 쓰여지는 약어의 원어와 그 의미를 학습한다.
- 병원의 진료과 및 부서에 대한 용어와 의미를 학습한다.

CHAPTER 4-1

약어(Abbreviation)

임상실무에서 사용되는 약어를 어원과 영어 그리고 우리말로 그 뜻을 기술하여 쉽게 이해 하도록 하였다.

학습목표

- 인체 각 부위의 약어에 대하여 학습한다.
- 병리 및 질병에 대한 약어에 대하여 학습한다.
- 임상 각 과명 및 처치에 대한 약어를 학습한다.

약어(Abbreviation)	라틴어(Latin)	영어(English)	뜻(Meaning)
aa	ana	of each	각각
abd.		abdomen	복부
a.c.	ante cibum	before meals	식전
A,D.	auris dextra	right ear	오른쪽 귀
ad lib.	ad libtum	at pleasure	원하는 대로
A/G ratino		albumin/globulin ratio	알부민 대 글로블린의 비율
a.j.		ankle jerk	비근경련, 과반사
alb.		albumin	알부민
alk.		alkali	알카리
A.M.	ante meridium	morning	오전
amp.	ampule	ample	앰플
A&P		auscultation and percussion	청진과 타진
AP		anteroposterior	전후의
A.P.C.		aspirin, phenacetin, caffeine	아스피린, 페나세틴, 카페인
aq.	aqua	water	물
A.S.	auris sinistra	left ear	왼쪽 귀
A.S.A.		acetylsalicylic acid(aspirin)	아스피린
AV		atrioventricular, arteriove-nous	동정맥의
B.B.T.		basal body temperature	기초체온
b.i.d.	bis in die	twice a day	하루 두 번
b.i.n.	bis in nocte	twice a night	하루밤에 두번
b.m.		bowel movment	장운동
B.M.R.		basal metabolic rate	기초대사율
BNA	Bash nomina anatomica	Bash anatomic nomenclature	바젤 해부학 명명법
B.P.		blood pressure	혈압
BPH		benign prostatic hypertrophy	전립샘 비대
B.S.		breath sounds	호흡음
BUN		blood urea nitrogen	혈액요소질소
c	cum	with	와 같이

약어(Abbreviation)	라틴어(Latin)	영어(English)	뜻(Meaning)
C		centigrade	섭씨
Ca.		cancer	암
cap.	capsula	capsule	캅셀
CBC(cbc)		complete blood count	완전혈구계산
cc		cublc centimete	1/1000 liter
C.C.		chief complaint	주된 불평
CCU		cardiac care unit	심장병 집중치료실
CHF		congestinal heart failure	울혈성 심마비
Ck.		check	조사
cm		centimeter	센티미터(1/100meter)
cu.		cubic	입방의
C.N.S		central nervous system	중추신경계
CO		carbon monoxide	일산화탄소
CPC		clinlcopathological conference	임상병리검토회의
C.S.F.		cerebrospinal fluid	뇌척수액
CO2		carbon dioxide	이산화탄소
COPD		chronic obstructive pulmonary disease	만성 페쇄성 폐질환
C.S.M		cerebrospinal meningitis	뇌척수막염
C.S.R.		central supply room	중앙공급실
CV		cardiovasular	심장혈관의
CVA		cerebrovascular accident	뇌졸중
CVD		cardiovascular disease	심장혈관병(증)
CVS		cardiovascular system	심장혈관계
Cx.		cervix	자궁경(경)
D&C		dilatation and curettage	소파술
D/C		discontinue	중지
diff.		differential count	백혈구 감별계산
dil.	dilue	dilute	희석하다
D.O.A.		dead on arrival	도착시 사망함
Dr.		Doctor	의사

약어(Abbreviation)	라틴어(Latin)	영어(English)	뜻(Meaning)
D.W.		distilled water	증류수
Dx.		diagnosis	진단
ECG or EKG		electrocardiogram	심전도
E.D.C.		estimated date of confinement	분만 예정일
EEG		electroencephalogram	뇌전도
EMG		electromyogram	근전도
E.N.T.		ear, nose, and throat	이비인후과
E.R.		emergency room	응급실
F		Fahrenheit	화씨
ft.		foot, feet	피이트
F.U.O.		fever of undetermined origin	원인불명열
G.B.		gallbladder	담낭
GC		gonococcus	임균
GI		gastrointestinal	위장의
gm or g		gram	그램
gr		grain	그레인(1gr=0.0648g)
grav	gravide	pregnancy	임신
gtt.	guttae	drops	방울방울
GTT		glucose tolerance test	당부하검사
GU		genitourinary	비뇨생식기의
Gyn.		gynecology	부인과
h.	hora	hour	시간
Hb.(Hgb)		hemoglobin	혈색소
Hct.(HCT)		hematocrit	혈구용적
HCVD		hypertensive cardiovascular disease	고혈압성 심혈관 질환
h.p.f.		high power field	고배율 시야
h.s.	hora somni	at bedtime	취침시간
ht.		height	신장, 키
h.w.b.		hot water bag	더운 물주머니
hypo		hypodermically	피하주사

약어(Abbreviation)	라틴어(Latin)	영어(English)	뜻(Meaning)
I&D		incision and drainage	절개와 배액법
ICU		intensive care unit	집중치료실, 중환자실
I.M.		intramuscularly	근육주사
I&O		intake and output	섭취량과 배설량
IPPB		intermittent positive pressure breathing	간헐적 양압호흡
IU		immunizing unit	면역단위
IU		international unit	국제단위
IUCD(IUD)		intrauterine contraceptive device	자궁내 피임장치
I.V.		intravenously	정맥주사
I.V.P.		intravenous pyelography	결정맥성 신우 촬영술
kg		kilogram	킬로그램
KUB		kidney, ureter, and bladder	신장, 요관, 방광
L		liter	리터
lab.		laboratory	검사실
L&A		light and accommodation	광선 및 조절
lb	libra	pound	파운드
LD		lethal dose	치사량
LD50		median lethal dose	반치사량
LDH		lacic dehydrogenase	유산탈수효소
LLQ		left lower quadrant	좌측 하부 1/4
L.M.P		last menstural period	최종 월경기
l.p.f.		low power field	저배율 시야
LUQ		left upper quadrant	좌측 상부 1/4
M		male	남자
M.D.		mid-day	정오
MI		myocardial infarction	심근경색증
M.N.		mid-night	자정

약어(Abbreviation)	라틴어(Latin)	영어(English)	뜻(Meaning)
M.T.D.	menbrana tympani dexter	right ear drum	우측 고막
M.T.S.	menbrana tympani sinister	left ear drum	좌측 고막
NPN		nonprotein nitrogen	비단백질소
NPO	nulli per os	nothing by mouth	금식
n.r.	ne repetatur	do not repeat	반복을 금함
O2		oxygen	산소
OB		obstetrics	산과학
O.D.	oculus dexter	right eye	우측 눈
o.h.	onmi hora	every hour	매시간
O.L.A.	occipito laevonterior	left occipito anterior	후두 전좌측위
op.		operation	수술
O.P.D.		out-patient department	외래
O.R.		operating room	수술실
O.S.	oculus sinister	left eye	좌측 눈
O.U.	oculus uterque	both eye	양측 눈
oz		ounce	온스
P.		pulse	맥박
P.A.		posteroanterior	배복의
Pap test		Papanicolau test	Pap. 검사
Para	parere	to bear	출산
PBI		protein-bound iodine	단백결합요오드
p.c.	post cibum	after meals	식후
PCG		phonocardiogram	심음도
P.E.		physical examination	신체검사
Ped.		pediatrics	소아과학
pH		hydrogen ion or degree of a cidity	수소지수, 산도
P.H		past history	과거력, 기억력

약어(Abbreviation)	라틴어(Latin)	영어(English)	뜻(Meaning)
P.I.D		pelvic inflammatory disease	골반 염증성 질환
pil	pilula	pill	환약
PKU		phenylketonuria	페닐케톤뇨증
P.M.	post meridium	afternoon	오후
p.o		phone order	전화지시
P.O	per os	by mouth	경구로
p.r.n.	pro re nata	as needed	필요한만큼
pt.		patient	환자
P.T.		physical therapy	물리요법
pulv.	pulvis	powder	분제, 가루약
q.d.	quaque die	every day	매일
q.h.	quaque hora	every hour	매시간
q.2h.	quaque 2hora	every 2 two hour	매 2시간마다
q.i.d.	quarter in die	for times a day	하루 4번
q.l.	quantum libet	as much as desired	필요한 만큼
q.m.	quaque matin	every morning	매일 아침
q.n.	quaque nox	every night	매일 밤
q.n.s.		quantity not sufficient	양 부족
q.q.h.	quaque quarta hora	every four hours	매 4시간마다
q.s.	quantum atis	sufficient quantity	충분한 양
R.		respiration	호흡
RBC(rbc)		red blood cell, red blood(cell)count	적혈구, 적혈구 수
Rh	rhesus	Rhusus monkey (Rh blood types)	리저스 원숭이 (Rh식 혈액형)
RLQ		right lower quadrant	우측 하부 1/4
R.N.		Registered Nurse	등록(면허)간호원
ROM		range of motion	운동범위
r.p.m.		revolutions per minute	원심분회
RUQ	recipe	right upper quadrant	우측 상부 1/4
Rx	sine	take(prescription)	취하다(처방전)
s		without	외에
S.B.E.		subacute bacterial endocarditis	아급성 세균성 심내막염

약어(Abbreviation)	라틴어(Latin)	영어(English)	뜻(Meaning)
S.C	sub cutis	subcutaneously	피하주사
sed. rate(S.R.)		sedimentation rate	침강속도
S.O.B.		shortness of breath	촉박한 호흡
S.O.S.	si opus sit		위급시
sp.gr.		specific gravity	비중
ss	semis	one half	반
s.s.		soap solution	비누물
Staph.		Staphylococcus	포도상 구균
stat.	statim	immediately	즉시
Strep.		Streptococcus	연쇄상구균
S.T.S.		serologic test for syphilis	매독 혈청시험
syr.	syrupus	syrup	시럽
T.		temperature	온도
tab.		tablet	정제
T.A.T		toxin-antitoxin	독소 항독소 혼합액
T.b		tuberculosis	결핵
t.i.d.	ter in die	three times a day	하루 3번
tinct.	tincture	tincture	탕크제
T.P.R.		temperature, pulse and respiration	온도, 맥박, 호흡
TUR		transurethral resection	요도식(전립선) 절제술
U		unit	단위
ULQ		upper left quadrant	좌측 상부 1/4
`ung.	unguentum	ointment	연고
URI		upper respiratory infection	상기도 감염
URQ		upper right quadrant	우측 상부 1/4
USP		United States Pharmacopeia	미국 약전
V.D.		venereal disease	성병
V.D.R.L		Venereal Disease Research Laboratory	미국성병연구소
v.o.		verbal order	구두 지시
WBC(wbc)		white blood cell white blood (cell) count	백혈구, 백혈구 수

CHAPTER 4-2

병원의 진료과 및 부서

병원에서 임상부서 및 진료과를 표시하여 사용하게 된다. 졸업 후 병원에서 근무하게 될 때 원활한 근무를 위하여 임상 각과와 유기적으로 협력하여 진료가 이루어져야 하므로 임상 각과에 대한 명칭의 숙지가 필요하게 된다.

학습목표

- 임상진료 각과에 대한 명칭을 학습한다.
- 일반 부서에 대한 명칭을 학습한다.

Dept. of Allergy and Immunology	알러지 및 면역학과
Dept. of Anaethetic	마취과
Central supply room	중앙공급실
Dentistry	치과
Dept. of Dermatology	피부과
Dispensary	약국
Dept. of E.N.T	이비인후과
Emergency room	응급실
Dept. of General surgery	일반외과
Dept. of Geriatic	노인과
Dept. of Gynecology	부인과
Infectious disease Unit	전염병병동
Intensive care unit	중환자실
Dept. of Internal medicine	내과
Laboratory	임상검사실
Long stay ward	장기병동
Dept. of neurosurgery	신경외과
Dept. of Obstetric	산과
Occupational therapy room	작업치료실
Operation room	수술실
Dept. of Ophthalmology	안과
Dept. of Orthopedic surgery	정형외과
Out-patient clinic	외래진찰실
Dept. of Pediatric	소아과
Dept. of Plastic surgery	성형외과
Dept. of physical therapy	물리치료과
Dept. of Preventive medicine	예방의학과
Dept. of Psychiatric	정신과
Dept. of Radiology	방사선과
Dept. of Rehabilitation medicine	재활의학과
Dept. of Thoracic surgery	흉부외과
Dept. of Urology	비뇨기과

새 의학용어

2008년 3월 20일 초판 발행
2011년 3월 20일 초판 2쇄 발행
2018년 8월 20일 초판 3쇄 발행
2021년 3월 20일 초판 4쇄 발행
2025년 3월 20일 초판 5쇄 발행

지은이 : 김근조, 나수경, 송애랑, 장철수, 한만덕
펴낸이 : 이상태
펴낸곳 : 청구문화사
주 소 : (03706) 서울특별시 서대문구 성산로11길 15
전 화 : 02-332-0541(代)
전 송 : 02-337-9577
등 록 : 1990년 11월 2일 제9-247호

가격 25,000원

ISBN 978-89-5616-247-8 93510